CON GRIN SU CONOCIMIENTOS VALEN MAS

Bibliographic information published by the German National Library:

The German National Library lists this publication in the National Bibliography; detailed bibliographic data are available on the Internet at http://dnb.dnb.de .

Imprint:

Copyright © 2011 GRIN Verlag, Open Publishing GmbH
Print and binding: Books on Demand GmbH, Norderstedt Germany
ISBN: 978-3-668-05657-2

This book at GRIN:

http://www.grin.com/es/e-book/307347/relacion-del-uso-y-frecuentacion-de-los-servicios-sanitarios-por-la-poblacion

César E. Figueroa Pico

Relación del Uso y Frecuentación de los Servicios Sanitarios por la Población Inmigrante Ecuatoriana en la Comunidad de Murcia

GRIN Publishing

GRIN - Your knowledge has value

Since its foundation in 1998, GRIN has specialized in publishing academic texts by students, college teachers and other academics as e-book and printed book. The website www.grin.com is an ideal platform for presenting term papers, final papers, scientific essays, dissertations and specialist books.

Universidad de Murcia

Facultad de Medicina

RELACION DEL USO Y FRECUENTACION DE LOS SERVICIOS SANITARIOS POR LA POBLACION INMIGRANTE ECUATORIANA EN LA COMUNIDAD DE MURCIA

PROYECTO FIN MÁSTER DE SALUD PÚBLICA

AUTOR. César E. Figueroa Pico

2010 - 2011

1. INTRODUCCIÓN

En los últimos años, el fenómeno migratorio se ha convertido en uno de los temas sociales de mayor interés, preocupación y debate público en España. Ello se debe al hecho de que desde mediados de los años 90 España se ha convertido en destino importante para inmigrantes provenientes del norte de África, del Continente americano, del este de Europa y de otras partes del mundo[1].

La intensidad de estos flujos migratorios ha ido en aumento cada año, convirtiendo a España en el país de la Unión Europea que más ha contribuido al aumento de la población inmigrante en el continente debido a la continuidad, persistencia e intensidad de los flujos migratorios mencionados.

En España, la población extranjera residente ha aumentado progresivamente en las últimas décadas, pero es en los últimos años que se ha observado un incremento acelerado[2]. Este crecimiento plantea un reto a los servicios públicos y en especial a los servicios sanitarios, debido a que se ha de planificar el cómo afrontar las características y necesidades específicas de esta población y la manera de brindar atención sin crear desigualdades de acceso.

En relación con el acceso a los servicios sanitarios este estudio permitirá analizar la opinión de la población inmigrante e identificar las barreras y facilitadores que se presentan a la hora de acceder a los servicios sanitarios.

Este interés se reflejó en un gran número de publicaciones sobre el tema, aunque, según una revisión previa. Este trabajo tendrá como objetivo evaluar el estado de salud, el acceso y el uso de los servicios sanitarios de la población inmigrante ecuatoriana en la comunidad autónoma de Murcia.

Dentro de los factores que predisponen el uso de los servicios sanitarios por parte de la población inmigrante encontramos, el nivel de Información

---

[1] http://es.wikipedia.org/wiki/Inmigraci%C3%B3n_en_Espa%C3%B1adesde la década de 1990, un fenómeno de gran importancia demográfica y económica. Según el INE 2011.

[2] http://es.wikipedia.org/wiki/Inmigraci%C3%B3n_en_Espa%C3%B1adesde la década de 1990, un fenómeno de gran importancia demográfica y económica. Según el INE 2011.

que posean sobre el funcionamiento y acceso a los servicios sanitarios. El cual, en algunos casos es escaso o limitado, ya que desconocen la organización del sistema sanitario, los derechos que tienen y sobre todo el desconocimiento de la tramitación de la TSI, temor por carecer de documentación legal, todo esto lo vuelve un factor limitante a la hora de acceder a los servicios sanitarios. Un medio usual para conocer la existencia de la TSI y su importancia, es la comunicación mediante el boca a boca entre los propios colectivos de inmigrantes, sobre todo de parte de las personas con mayor tiempo de estancia.

Otro factor será la precariedad laboral, en la que algunos colectivos inmigrantes se encuentran sometidos a situaciones de inestabilidad e inseguridad laboral (contratos temporales), desempeñando trabajos no acordes a su formación, bajo jornadas laborales extensas, estas son condiciones que origina en ellos priorizar el trabajo a la salud, de esta manera, muchos dejan en segundo plano la visita al médico, o la realizan cuando la enfermedad se vuelve grave.

2. LA INMIGRACIÓN EN ESPAÑA

En España, la población extranjera residente ha aumentado progresivamente en las últimas décadas, intensificándose desde la década de los 90[3], cuando se observó un incremento acelerado, pasando a ser una nueva realidad social y demográfica en el conjunto del país.

Según el padrón municipal, la población extranjera que reside en España, ha pasado de representar el 2,28% del total de la población en el año 2000, a representar el 11,41% a finales del año 2008[4]. Se ha de considerar que no toda la población inmigrante que reside en el país se encuentra registrada en el padrón, debido a la situación irregular en la que vive o por desconocimiento del sistema, lo que produce una infravaloración del número total de inmigrantes.

De los datos expuestos por el padrón, se observa la diversificación de países de procedencia de la población extranjera residente en España, donde los colectivos con mayor representatividad en 2011 esta lista había cambiado sustancialmente y se veía así: rumanos (809.409), marroquíes (766.187), ecuatorianos (478.894), británicos (392.577) y colombianos (372.541). La tasa de incremento de algunas de estas nacionalidades ha sido extraordinariamente alta. Así, por ejemplo, entre 1998 y 2011 el número de personas de origen ecuatoriano se ha incrementado 90 veces[5].

Aún así, el perfil de la población inmigrante suele ser el de una población joven, con buena salud, en edad fértil y de trabajar. Por otro lado, la distribución geográfica de los inmigrantes depende también en gran medida de su nacionalidad. La mayor parte de los ecuatorianos se encuentran entre Madrid (un 34% de ellos en 2005), Barcelona y Murcia.

La inmigración en España es muy variada y está dominada por la procedente de áreas culturalmente cercanas. En España, la mayoría de los

---

[3] http://es.wikipedia.org/wiki/Inmigraci%C3%B3n_en_Espa%C3%B1adesde la década de 1990, un fenómeno de gran importancia demográfica y económica. Según el INE 2011, a primero de enero de 2011 residían en el país casi 6,7 millones de personas nacidas fuera de sus fronteras.
[4] http://es.wikipedia.org/wiki/Inmigraci%C3%B3n_en_Espa%C3%B1adesde la década de 1990, un fenómeno de gran importancia demográfica y económica. Según el INE 2011, Evolución de la migración en España.
[5] http://es.wikipedia.org/wiki/Inmigraci%C3%B3n_en_Espa%C3%B1adesde la década de 1990, un fenómeno de gran importancia demográfica y económica. Según el INE 2011, Evolución de la migración en España.

inmigrantes provienen de <u>Iberoamérica</u> (el 36,21% del total de extranjeros afincados en España, según el censo <u>INE 2006</u>).

La tabla muestra los colectivos inmigrantes procedentes de Iberoamérica con mayor representatividad.

ORÍGENES GEOGRÁFICOS- CULTURALES DE LA POBLACIÓN EXTRANJERA EN ESPAÑA (2006)			
Área de origen	*Población*	*% total extranjeros*	**Principales nacionalidades**
Iberoamérica	*1.500.785*	*36,21%*	Ecuador (11,13%)
			Argentina (3,63%)
			Bolivia (3,37%)
			Perú (2,31%)
			Brasil (1,75%)

3. DERECHO A LA ATENCIÓN EN SALUD

En el año 1946 la Organización Mundial de la Salud (OMS), manifestó como parte de sus estatutos, que toda persona tiene como derecho básico "El goce del grado máximo de salud que se pueda lograr, como derecho fundamental de todo ser humano, sin distinción de raza, religión, ideología política o condición económica o social..."[6].

La implantación de este documento sirvió como base para que diversos tratados y documentos nacionales e internacionales incluyeran el derecho a la salud como parte de sus estatutos.
En la Constitución española del año 1978, en su artículo 43, se estableció el derecho a la protección de la salud y a la atención sanitaria para todos sus ciudadanos[7].

Posteriormente, ha sido regulada mediante la Ley General de Sanidad 14/1986, reconociendo en su artículo 1 el derecho a la protección de la

---

[6] El derecho a la salud Nota descriptiva N°323 Agosto de 2007 El goce del grado máximo de salud que se pueda lograr es uno de los derechos fundamentales de todo ser humano sin distinción de raza, religión, ideología política o condición económica o social.- Constitución de la OMS

[7] La Constitución Española de 1978 Artículo 43. . Se reconoce el derecho a la protección de la salud.

salud y a la atención sanitaria de la población extranjera residente en España[8].

En el año 2000, entró en vigor la Ley de Extranjería 4/2000, sobre "Los derechos y libertades de los extranjeros en España". La cual, en su artículo 12 garantiza a toda persona extranjera los mismos derechos a la asistencia sanitaria que las personas autóctonas, siempre que se encuentren inscritos en el padrón de su municipio de residencia, siendo este el primer paso para la obtención de la Tarjeta de Atención Sanitaria Individual (TSI)[9].

Por otro lado, la población extranjera que no está inscrita en el padrón municipal, tiene derecho a la asistencia sanitaria pública de urgencia y a la continuidad de dicha atención hasta la alta médica. A excepción, de las mujeres embarazadas, las cuales tienen derecho a la asistencia sanitaria durante el embarazo, parto y posparto; y los menores de dieciocho años, que tienen derecho a la asistencia sanitaria en similares condiciones que los españoles[10].

4. MODELO SANITARIO ESPAÑOL.

"EL MODELO SANITARIO ESPAÑOL" realizando un análisis crítico del mismo y relacionándolo con el modelo sanitario ecuatoriano, nos parece que es necesario, en primer lugar señalar las diferencias entre Modelo Sanitario y Sistema Sanitario, para a continuación proceder al análisis del mismo.

4.1. Modelo sanitario.

Según señalan diversos autores, entre los que se encuentran el profesor Gutiérrez y el profesor Vía, el modelo sanitario es el conjunto de criterios de orden ideológico/político que deciden la oferta a los ciudadanos, desde la administración, de los medios y recursos que pretenden satisfacer el derecho a la salud, tanto individual como colectivamente: MISIÓN.

---

[8] La Constitución Española de 1978 Artículo 43. . Se reconoce el derecho a la protección de la salud.
[9] Ley Orgánica 4/2000, de 11 de enero, sobre derechos y libertades de los extranjeros en España y su integración social. Artículo 12. Derecho a la asistencia sanitaria.

[10] Ley Orgánica 4/2000, de 11 de enero, sobre derechos y libertades de los extranjeros en España y su integración social. Artículo 12.

4.2. Sistema sanitario.

El sistema sanitario es el conjunto de estructuras organizativas, centros y servicios, a través de los cuales se ofertan los medios y programas de la política sanitaria preestablecida por el "Modelo Sanitario", con la finalidad de obtener los niveles de salud deseados: INSTRUMENTOS.

La organización que adopta la sanidad española para hacer efectivo el derecho social de protección de la salud es EL SISTEMA NACIONAL DE SALUD. Sus bases legales son la Ley General de Sanidad (Ley 14, de 25 de abril de 1986). Esta ley viene a desarrollar el artículo 43 de la Constitución española, que establece el derecho de todos los ciudadanos a la protección de la salud. La cobertura del S.N.S es universal. Su financiación es mixta (78% pública, 22% particular)[11].

4.3. Criterios de análisis.

Para describir y analizar sistemas sanitarios es necesario conocer que hay unos rasgos o características más relevantes que otros y por ello, los define en tres niveles indicando que los de primer nivel son los más importantes. El criterio que utiliza para esta priorización es: "grado de importancia para proteger, mejorar y recuperar la salud de los pacientes y de la población en general, mediante la oferta de unas prestaciones sanitarias adecuadas".

Para describir y analizar el modelo español, vamos a seleccionar 25 variables que son relevantes y que pueden ser medidas con indicadores fiables. Todas son importantes, pero como ya hemos comentado, pueden clasificarse en tres niveles:

- **Primer nivel:** *Variables de seguridad o garantía del derecho a la atención sanitaria. Son las más importantes. Escogemos cinco, cobertura (quien tiene derecho a la atención sanitaria), gasto sanitario total (cuánto gastamos), porcentaje de gasto sanitario público (quien financia), prestaciones sanitarias (qué tipo y calidad de servicios) resultados en salud y en satisfacción (con qué efectos en los pacientes y en la población).*

---

[11]La financiación sanitaria en el sistema nacional de salud.

- **Segundo nivel:** *Variables de capacidad y calidad del sistema. Son bastante importantes: tipo y cantidad de profesionales sanitarios, sistema de formación, estatus, instituciones sanitarias (hospitales, centros de salud, farmacias, urgencias) tecnología y medicamentos disponibles, organización sanitaria, investigación, participación/elegibilidad y ordenación del acceso.*

- **Tercer nivel:** *Variables del sistema de gestión, eficiencia del sistema: Grado de integración/concertación, grado de descentralización, forma de asignación de recursos a territorios, vía de recaudación, titularidad de la cobertura, propiedad de los centros, fórmulas de gestión de los centros, características de los gestores, formas de asignación de recursos a los centros, sistema de pago a profesionales.*

Todas estas variables se relacionan entre sí, y además están condicionadas por otras variables de contexto, económicas, políticas y culturales.

4.4. Descripción y análisis del sistema sanitario Español.

Para realizar esta descripción vamos a utilizar el período que comprende desde 1978 hasta 2000, que corresponde a la Reforma Sanitaria en España que está consolidándose y va introduciendo cambios menores que podrían acabar en cambios mayores dentro de 10-15 años.

4.4.1. Variables de primer nivel:

- **Cobertura:** *En la actualidad existe el derecho a una atención sanitaria pública para todos, sin distinción de clases sociales ni de procedencias.*

- **Gasto sanitario:** *El gasto sanitario público, incluyendo gasto de cuidados de larga duración, se sitúa en 58.466 millones de euros, lo que supone un 71,2% del gasto sanitario total del país, que asciende a 82.064 millones de euros como porcentaje del PIB, el gasto total en España es del 8,4%[12].El porcentaje sobre el PIB de gasto sanitario público es del 6,0% y el del gasto sanitario privado es el 2,4%. En cuanto a la composición del gasto, sin incluir el gasto en cuidados de*

---

[12] **Gasto Sanitario Público,** Ministerio de Sanidad y Consumo. Estadística del Gasto Sanitario Público 2005

larga duración, son los servicios hospitalarios y especializados los que representan un mayor porcentaje del mismo, seguidos por la prestación farmacéutica y los servicios de atención primaria de salud.

Una afirmación relativamente corriente, pero no por ello cuestionable, es que el gasto sanitario público está descontrolado y no se puede financiar. En España, y en la UE, el gasto sanitario público ha ido creciendo conforme aumentaba la riqueza de los países y se decidía aumentar las prestaciones y la cobertura. Pero cuando se ha querido poner un límite, se ha podido poner e incluso se ha reducido el gasto en relación con el PIB. Si en España ha crecido más en este periodo respecto a otros países es porque partía de una posición muy inferior, ya que no se había hecho la universalización que en casi todos los países de la UE se llevó a cabo en los años cincuenta.

- **Prestaciones:** *El sistema sanitario español ofrece un conjunto de prestaciones muy completas, en atención primaria, atención especializada, salud pública, farmacia, etc. Desde la atención al embarazo y al parto, o el cuidado de una gripe, al trasplante hepático y al tratamiento psiquiátrico. La propia legislación ya recogía una relación de prestaciones y una carta de derechos del paciente. En 1995, el Real Decreto 63/95 de Ordenación de Prestaciones actualiza y completa la lista de prestaciones que se deben garantizar en todo el Sistema Nacional de Salud y establece los mecanismos para la inclusión o exclusión de prestaciones, previo informe del Consejo Interterritorial del Sistema Nacional de Salud.*

A lo largo de la reforma se han incorporado nuevas prestaciones, y se han mejorado otras, en función del desarrollo de nuevos procedimientos diagnósticos y terapéuticos (salud mental, planificación familiar, odontopediatría, trasplantes, cirugía endoscópica, procedimientos diagnósticos, etc.). Así, podemos afirmar que el Sistema español ha aumentado el tipo y la cantidad total de prestaciones ofrecidas y ha mejorado significativamente su calidad, pudiendo compararse con ventaja con los demás países de la UE, cuando en 1975 estábamos a una distancia muy apreciable.

4.4.2.   Variables de segundo nivel.

¿Cómo se prestan los servicios? , ¿Con qué calidad? A estas preguntas responden las variables de segundo nivel, o de capacidad.

- **La reforma de la atención primaria:** Desde el punto de vista de la calidad de la atención sanitaria, la mayor transformación se ha producido en la atención primaria. El Real Decreto 137/1984 de Estructuras Básicas de Salud puso en marcha la creación de los Equipos de Atención Primaria y la construcción de una red de Centros de Salud en toda España[13]. En 1997 había ya un 80% de población atendida a través del Equipo de Atención Primaria (aunque Galicia y Cataluña no llegaban al 60%). La calidad de la atención ofrecida es muy buena, con una cartera de servicios que incluye consulta a demanda y programada, y una serie de programas de salud. El EAP supone una mayor dedicación del médico, y un cambio radical en el trabajo de los profesionales de enfermería, que pasa a realizar una labor cualificada (cuando antes hacía de administrativo del médico, rellenando recetas y bajas). El trabajo en equipo, las sesiones clínicas como herramienta de formación, y la historia clínica como soporte del trabajo médico y de enfermería, permiten dar un salto cualitativo de primera magnitud.

- **Reestructuración de hospitales y reforma psiquiátrica. Jerarquización:** En atención especializada no se ha producido un cambio tan grande. La reforma hospitalaria se había llevado a cabo antes, en los años 60 y 70. Sin embargo, hay una orientación hacia los hospitales de menor tamaño (500 camas), y hay un cambio en la organización y concepto de hospital: más abierto, más flexible, con un mayor énfasis en la actividad de diagnóstico y tratamiento ambulatorio, y

---

[13] Real Decreto 137/1984, de 11 de enero, sobre estructuras básicas de salud.

disminuyendo la hospitalización, que a la vez se procura sea más confortable y segura.

Otra reforma que se aplica en la atención especializada es la integración de los ambulatorios de especialidades en los hospitales, y la jerarquización de los especialistas de dichos ambulatorios (que antes eran de dos horas, con cupos quirúrgicos o médicos, relacionados con los cupos de los médicos generales). Este cambio funcionó en algunas áreas, pero en otras, sobre todo en las grandes ciudades, dio problemas. Los ambulatorios disminuyeron su rendimiento, y esto repercutió, entre otros factores, en la aparición de listas de espera demasiado prolongadas.

- *Las listas de espera:* Todo sistema público tiene listas de espera. El problema aparece cuando el tiempo de espera en la lista, pendiente de un diagnóstico o de una intervención, se hace demasiado prolongado, por ejemplo, de un año o más.

Las listas de espera para hospitalización quirúrgica y las listas de espera para consultas externas, se convirtieron en un problema grave a partir de 1989. Se habían incorporado al sistema público más de 7 millones de personas. Y la estructura, en atención especializada, no había aumentado en la misma proporción. Pero además había nuevas técnicas diagnósticas y terapéuticas, y una mayor demanda de la población anciana (ya que ahora podía acceder a técnicas quirúrgicas seguras y eficaces para problemas como las cataratas, las varices, la artrosis de cadera, etc.). La demanda superó a la oferta. ¿Era preferible la situación anterior, sin listas de espera, pero con varios millones de personas sin derecho a la asistencia? ¿O era mejor universalizar el derecho a la atención, aunque se formaran listas de espera para los procesos menos graves y menos urgentes? Se optó por esta segunda opción. Y se formaron listas de espera demasiado prolongadas. Pero ya desde 1987, cuando la situación económica permitió aumentar los recursos, se habían ido incrementando los medios humanos y materiales en atención especializada y, a partir de 1990, se pusieron en marcha programas especiales para reducir las listas de espera. Poco a poco, algunos planes de salud comenzaron a fijar estándares de servicio (1995), donde se asumía la garantía de tiempos de espera máximos (dos semanas para consulta externa y 3 meses para hospitalización no urgente), con lo que paulatinamente se ha ido paliando el problema.

- **Prestación farmacéutica:** La Ley del Medicamento 25/1990 y el Real Decreto 83/1993 sobre autorización, registró y financiación de medicamentos, constituyen las medidas principales sobre esta materia en la Reforma Sanitaria. Se homologan las normas españolas con las directivas de la UE y se introduce el principio (no aplicado después con todo su sentido) de financiación selectiva de medicamentos.

El porcentaje de gasto farmacéutico sobre el total de gasto sanitario se redujo desde el 24,4% de 1978, hasta el 18% de 1987. A partir de ahí volvió a crecer hasta alcanzar el 22% del gasto en 1997.

Lo cierto es que los medicamentos suponen una valiosa arma terapéutica. La cuestión es cómo usar el medicamento más eficiente en beneficio del enfermo, dentro de lo que este país se pueda permitir pagar. Se han incorporado nuevos medicamentos, y en los últimos años el crecimiento es mayor. Es urgente reforzar una estrategia de negociación y acuerdos con la industria farmacéutica para fijar límites al crecimiento de los gastos, en línea con el acuerdo de 1995 (crecimiento del gasto ligado al crecimiento del PIB). Una parte de la industria, que sabe que el gasto público tiene un límite, presiona para conseguir que se aumente el copago (en pensionistas, y en otras prestaciones). Pero si se aumentara el copago, se penalizaría a las capas de la población más modestas y esto quebraría el principio de equidad y de justicia que es la columna vertebral del SNS (LAMA T A 1995).

- **Salud pública:** Desde un punto de vista técnico (formación de profesionales, desarrollo de laboratorios de salud pública, etc.) se podría decir que la salud pública ha mejorado. Pero hay graves problemas de organización. Las transferencias de la Salud Pública a las CCAA han generado una falta de capacidad de la Administración Pública para desarrollar eficazmente algunas de las responsabilidades en materia de higiene alimentaria, o en control de *medio ambiente, o en prevención y respuesta a epidemias. La epidemia de meningitis en 1997, y la desigual respuesta de diferentes CCAA respecto a la necesidad de vacunar; o el problema de los pollos belgas, o de la Coca-Cola contaminada en 1999, las vacas locas o la fiebre aftosa y la manifiesta dificultad para coordinar acciones administrativas eficaces acompañadas de una correcta información a los consumidores, muestran un flanco débil de la moderna salud pública española. Al mismo tiempo, la integración en la UE ha creado una nueva dependencia, en relación con muchas de estas materias. En definitiva, urge un análisis en profundidad del funcionamiento de la Salud Pública y de su desarrollo en el Siglo XXI (SEGURA 1998).*

- ***Dotación de profesionales:*** *En estos 25 años el número de médicos ha aumentado de 2 a 4,14/1000 habitantes. Es una tasa muy superior a la de la media de la UE y ha creado un problema de paro médico que solo se ha paliado con la reducción del número de estudiantes de medicina a unos 5.000/año. Sería preciso reducir el número de plazas en las Facultades de Medicina durante 10 años, a unas 3.000/año, para equilibrar oferta y demanda.*

El número de enfermeras ha pasado de 2,6 a 4,39/1000 habitantes. Es un crecimiento importante, sin embargo las cifras son todavía inferiores a la media europea, lo que permite una política de mantenimiento o expansión en función de la definición de tareas y el desarrollo de servicios.

- ***Inversiones:*** *Durante los años de la Reforma se ha llevado a cabo una gran inversión en Atención Primaria con la construcción de más de 1.000 Centros de Salud modernos y bien equipados. En Hospitales se continuó la creación de la red, pero hay que recordar que las principales inversiones se habían hecho en los años 60 y 70. Algunos de estos hospitales empezaron a resentirse de la enorme carga asistencial y se hicieron necesarios importantes planes de adaptación (planes directores). Por otro lado se continuó la* construcción de centros hospitalarios de mediano tamaño (hospitales de área y hospitales comarcales). También en este periodo se ha ido incorporando la moderna tecnología, tanto en equipos médicos, como en productos sanitarios, medicamentos, etc., manteniendo a la medicina española en la primera línea de los avances mundiales.

- **Formación e investigación:** Ya se ha comentado la importancia de la formación para poder ofrecer unos buenos servicios sanitarios. Pues bien, en el periodo de la Reforma Sanitaria, tanto en medicina como en enfermería, se produce una mejora notable de la formación, tanto inicial como continuada. La Diplomatura de Enfermería, la formación de Técnicos Especialistas, el Programa MIR, los convenios con las Universidades para el aprovechamiento de los recursos sanitarios para la docencia y otras medidas complementarias han impulsado la cualificación de los profesionales españoles. Ya no se trata solo, como en los años 50 o 60, de tres o cuatro focos de formación de alto nivel y de buena calidad, de unos pocos maestros, de unos pocos grupos que creaban escuela. Hoy, en toda España, hay grupos de profesionales con excelente formación, que van generando nuevas ideas, y van desarrollando nuevas maneras de hacer, en medicina y en enfermería, tanto en los ambientes académicos, como en los centros sanitarios. En el desarrollo de la formación continuada ha sido importante la participación de las organizaciones profesionales (sindicatos y colegios) a lo largo del periodo.

La Investigación en biomedicina ha tenido un enorme desarrollo en este último cuarto del Siglo XX. Sin duda el motor más importante de este impulso ha sido el Fondo de Investigaciones Sanitarias, heredero del Fondo del Descuento complementario de las recetas (y ahora enmarcado en el Instituto de Salud Carlos III). También el Consejo Superior de Investigaciones Científicas, las Universidades y cientos de profesionales en Hospitales y en Centros de Salud, han contribuido a mejorar la producción *científica española en este campo. Desde el ingreso de España en la UE, los científicos españoles han comenzado a participar en proyectos internacionales con financiación europea.*

4.4.3.   Variables de tercer nivel.

Las variables de gestión del sistema las incluye como de tercer nivel, porque son menos importantes para el ciudadano. En efecto, a los pacientes y a la población en general les interesa que se les reconozca el derecho a la atención sanitaria (cobertura), que haya un gasto sanitario público suficiente, que se ofrezca un abanico completo de prestaciones, que los profesionales estén bien formados, y que los centros sanitarios estén bien dotados. Sin embargo, les importa menos saber si el Insalud depende del Ministerio o de una Consejería de Salud, o saber si las enfermeras cobran por salario o por enfermo atendido, o si la fórmula de gestión del centro sanitario es como organismo autónomo o como fundación, o si los hospitales son propiedad del Insalud o son concertados. Es verdad que estas variables son relativamente menos importantes. Ahora bien, son importantes en la medida en que, según como se combinen, pueden afectar positiva o negativamente a las variables de primer nivel (garantía del derecho a la atención) y de segundo nivel (calidad). Ya hemos comentamos que todas las variables se relacionan y se afectan entre sí y por eso hemos de analizarlas y ver cómo influyen unas sobre otras.

__Descentralización:__ Transferencias sanitarias: Es un aspecto donde se ha evidenciado el proceso de reforma, No fue una decisión tomada desde el Sector Sanitario. Probablemente sería más eficaz un Servicio Nacional de Salud que un Sistema con 17 servicios. Pero la Constitución apostaba por un Estado autonómico, cuasi federal, y la LGS adaptó la organización sanitaria a ese modelo político.

Vías de financiación: *La sanidad española, a lo largo del siglo XX se ha ido financiando cada vez más por las cotizaciones de la seguridad social. Hasta 1989. A partir de aquí se toma la decisión de que la sanidad se debe financiar más con impuestos. En 1999 ya no se financia por cotizaciones. ¿Por qué ocurre esto? Hay dos razones que confluyen. Una económica y otra política. La económica se apuntaba más arriba. Las crisis de 1973 y 1979, el paro creciente, el retorno de emigrantes, la recesión económica, hacen que la Seguridad Social deje de tener superávit y pase a tener déficit.*

Así como en los años 50 y 60 la Seguridad Social financiaba al Estado, en los años 80 el Estado debe subvencionar a la Seguridad Social para poder mantener una serie de prestaciones a regímenes especiales (que tienen cotizaciones simbólicas), y para mantener la sanidad. En un momento dado, la subvención del Estado a la Seguridad Social era la misma que el coste total del Insalud. Por otra parte, la Constitución había reconocido el derecho a la protección de la salud para todos los españoles. Era un derecho de ciudadanía. Uniendo la razón política y la económica se tomó la decisión de sacar la financiación del campo de la Seguridad Social y pasarlo al campo de los impuestos y así se hizo, a partir de 1989 en las sucesivas Leyes de Presupuestos de cada año.

En España, como en otros países europeos con sistema sanitario ligado a la Seguridad Social (Francia, Alemania, Holanda, etc.) la gestión concertada ya era bien conocida: Muface, las entidades colaboradoras y los centros concertados, eran ejemplos de separación de la financiación y de la gestión. Y resulta que Insalud, gestión directa, era el más eficiente de los modelos, es decir, el que ofrecía mayor calidad con un coste controlado. Nadie ha demostrado que un sistema concertado funcione mejor. Lo que sí está demostrado es que es más costoso (Francia, Alemania, o en el caso de España, Cataluña).

No se trata de impedir mejoras en la gestión, en la relación con los profesionales, en la organización de los centros y en muchos otros aspectos; claro que se debe mejorar continuamente la gestión; cosa distinta es cambiar globalmente la forma de gestión del sistema a conciertos con centros privados, compañías de seguros, etc., ya que hasta donde conoce la experiencia nacional e internacional esas fórmulas son más caras y no aportan más calidad.

Fórmulas de gestión de centros: Durante la Reforma Sanitaria los centros se gestionaron según el modelo tradicional: el Insalud era una entidad gestora de la Seguridad Social, tenía una estructura territorial de Direcciones Provinciales y una red de centros sanitarios, gestionados con arreglo al derecho público (Ley de Contratos del Estado, Personal Estatutario, etc.). Pues bien, con este modelo de gestión el Insalud ha creado y perfeccionado una red moderna de centros y servicios, ha conseguido que España sea el país número uno en trasplantes y que su atención primaria sea una de las mejores del mundo.

4.4.4. Retos de futuro.

Nuevos escenarios que son necesarios tener en cuenta; hay nuevas demandas sociales, nuevos problemas a atender. Hay, además, muchas partes aunque como hemos planteado se ha avanzado mucho en nuestro sistema de salud, también es cierto que quedan cosas por hacer y que existen del planeta sin posibilidad de acceder a estos derechos. Hay enormes incertidumbres económicas y por último existen muchos intereses de corporaciones nacionales con gran poder. Señalaremos a continuación algunos retos para el futuro inmediato:

* **La atención sanitaria a las personas mayores:**

Las personas mayores de 80, 90, 100 años o más, van a ser muchas en el siglo XXI. Sus necesidades de atención son más complejas. El apoyo directo familiar puede ser más escaso. Será preciso dar respuesta colectiva, pública, a la atención integral a estas personas.

* **La atención sanitaria a los enfermos mentales:**

500.000 personas en España sufren trastornos mentales graves. Muchos de estos enfermos no están recibiendo una atención adecuada. Aquí las mayores carencias se dan en ese terreno de nadie que se define como "socio-sanitario". Hemos de diseñar programas y alternativas eficaces para dar respuesta a este problema.

- **La integración progresiva en la UE. el modelo sanitario europeo.**

En materia sanitaria ya se reconoce el derecho a la protección de la salud. No hay una legislación europea, ni una política específica en sanidad, pero naturalmente se va a tender a una convergencia, de la misma manera que se ha procurado una convergencia de las políticas económicas. La unión de las monedas en el euro es un gran paso. Ahora hay que avanzar en la construcción de la Europa política y en la cohesión social. En un horizonte no muy lejano, se dibujan cuatro niveles de gestión de los asuntos públicos: municipal, regional, nacional y europeo.

5. LA DEFENSA DEL SISTEMA UNIVERSAL.

Conseguir que otros pueblos del planeta disfruten unas políticas públicas, una renta y una sanidad como la nuestra es un reto difícil. Pero no hemos de olvidar que nuestro propio sistema sanitario está en riesgo, si no se defiende con rotundidad.

Con un discurso aparentemente moderno, técnico y aséptico, que dice defender mejoras de gestión, introduciendo pagos por proceso, fundaciones o empresas públicas, se está fragmentando y debilitando el sistema sanitario público. Con una filosofía de competencia entre centros y profesionales, se pueden estar erosionando los principios sobre los que se asienta la sanidad pública: la solidaridad y la equidad.

5.1. La solidaridad humana y la equidad, como valores y banderas.

La cuestión clave que debemos planteamos es ¿cuáles son los valores que nos mueven para hacer lo que hacemos? ¿Cuáles son los valores de la institución en la que trabajamos, sea hospital, centro de salud, o cualquier otra?

Analizando diversos cuestionarios a personal directivo de centros sanitarios para conocer cuáles eran los valores que primaban en un hospital público y en un hospital privado. La mayoría seleccionan para el hospital público la equidad y para el hospital privado la rentabilidad económica.

Es cierto que el dinero es necesario para vivir pero creemos que la mayoría de los profesionales del sistema sanitario desean un buen sistema sanitario público, donde puedan desarrollarse profesionalmente, donde sean tratados con respeto y reconocimiento, cumpliendo una labor social de primera magnitud, contribuyendo al bienestar de todos y generando ideas, investigación y riqueza social.

6. SISTEMA SANITARIO ESPAÑOL ES UNO DE LOS MEJORES DEL MUNDO.

Ya que ofrecen unos servicios sanitarios accesibles a toda la población, con una buena calidad, tanto en atención primaria como especializada, y a un coste razonable, ajustado a nivel de riqueza del país.

A lo largo del último cuarto de siglo se ha llevado a cabo un proceso de Reforma Sanitaria completa: universalización, descentralización, financiación vía impuestos, impulso de la atención primaria, desarrollo de la enfermería, mejora de los resultados en salud y en satisfacción.

El debate más actual se refiere a la gestión de los recursos sanitarios financiados con dinero público. En la UE existen muchas fórmulas y combinaciones de provisión de servicios: municipales, asociativos, universidades, organizaciones religiosas, seguridad social, administración central, entidades gestoras, empresas, consorcios, fundaciones, etc. No hay un modelo perfecto. Lo que parece claro es que las fórmulas de gestión directa, integrada y pública, son más baratas, al controlar la "oferta" y evitar costes de transacción e intermediación. Al mismo tiempo, la introducción del ánimo de lucro como motor principal en la provisión de servicios sanitarios puede afectar negativamente a los objetivos de equidad, y de calidad, distorsionando las prioridades del sistema sanitario.

En España, con un modelo eficiente, se pretende pasar a un modelo fragmentado, que puede suponer un debilitamiento del sistema, en un contexto de debilitamiento del sector público.

El papel de los profesionales y de sus organizaciones ha sido clave para alcanzar un sistema sanitario de gran calidad y prestigio, que ha conseguido un alto grado de satisfacción de los pacientes y de la población. Los profesionales deben seguir siendo protagonistas en la defensa de un sistema sanitario público eficaz, solidario, equitativo, universal, y eficiente. Para ello, la gestión directa, integrada y pública de los servicios se ha demostrado como la mejor fórmula, por la que seguimos apostando. Es preciso actualizar las organizaciones y mejorar la gestión de los centros, en un proceso de mejora continua. Ahora bien, cualquier cambio que se base en la privatización de la gestión debe ser monitorizado con rigor y transparencia.

7. MODELO DE ATENCION DE SALUD EN EL ECUADOR.

Ecuador es uno de los países de la región con mayores desigualdades en materia de salud y con menor impacto de los recursos invertidos en salud, sólo superado por Nicaragua, Honduras, Bolivia y Haití.

El Sistema de Salud del Ecuador se caracteriza por su segmentación. Como en otros países andinos de la zona, un sistema de seguridad social financiado por cotizaciones de los trabajadores del sector formal coexiste con sistemas privados para la población de mayor poder adquisitivo y con intervenciones de salud pública y redes asistenciales para los más pobres.

La estructura del sector salud en Ecuador, como se ha indicado, está claramente segmentada. Existen múltiples financiadores y proveedores: _Ministerio de Salud_, _Seguro Social IESS_, ICS, ONG, etc., que actúan independientemente. La cobertura de la seguridad social es relativamente baja (IESS 10% y Seguro Campesino 10%) y la red asistencial pública muy limitada quedando aproximadamente sin cobertura un 30% de la población. Otros prestadores que cubren pequeñas cuotas de aseguramiento son: la Sociedad Ecuatoriana de Lucha Contra el Cáncer (SOLCA), la Junta de Beneficencia de Guayaquil (JBG) y los servicios de la Fuerzas Armadas y de la Policía Nacional.

La estructura dependiente del MSP está muy debilitada por la falta de presupuesto y su capacidad de liderar el sector salud es por el momento limitada.

La red de servicios de salud dependiente del Ministerio de Salud Pública (MSP) se estructura de forma regionalizada con dos niveles de descentralización:

- *El provincial (direcciones provinciales de salud).*
- *Cantonal (áreas de salud).*

Las áreas de salud no siempre coinciden con la delimitación del cantón.

El principal problema que tienen las redes de salud es la escasez de personal y su limitada capacidad de resolución en atención primaria y especializada de nivel cantonal y provincial. Efectivamente, los médicos de MSP están contratados por 4 horas/día recibiendo un salario en torno a los 450 U$/mes (incluidas bonificaciones). Se estima que en el medio rural existen menos de dos médicos de planta por 10.000 habitantes, el resto de médicos son residentes que hacen su año rural.

7.1. Gasto en salud.

El gasto en salud total per cápita en dólares internacionales (2001) es de 177 dólares. Dicho gasto, presenta una gran desigualdad en relación con el tipo de cobertura. Se estima que gasto per cápita para los afiliados al IESS es de 145 dólares mientras que para la población subsidiaria del MSP es de 33 dólares, es decir una cuarta parte[14].

Existen barreras económicas, culturales y geográficas que limitan el acceso a los servicios de salud y que afectan especialmente a la población pobre que vive en zonas rurales, indígena en su mayoría.

Desde 1995 se ha venido desarrollando en Ecuador un proceso de Reforma del Sector Salud, asentado sobre un proceso de descentralización y transferencia de funciones del MSP a las Municipalidades que lo soliciten. Al momento actual no existen consensos completos entre los diversos actores de cómo llevar adelante dicho proceso de descentralización, que no ha contado con decisiones políticas acordes. Esta situación, unida a la reducción muy importante de los recursos asignados al sector salud, ha

---

[14] El gasto total per cápita en salud equivale a la parte per cápita de la suma del gasto público en salud (GPuS) y el gasto privado en salud (GPrS).

repercutido en la calidad de atención, niveles de coberturas de servicios que no responden adecuadamente a las necesidades sentidas y a la realidad epidemiológica de la población.

A pesar de ello, tanto el MSP como el Consejo Nacional de Salud han reconocido esta situación de crisis y están comprometidos en llevar a delante el proceso de reforma del sector a nivel central y hacer lo necesario a fin de apoyar el proceso de transferencia en funciones a los gobiernos locales.

Existen leyes en las cuales se apoya la reforma del sector como:

- Ley Orgánica del Sistema Nacional de Salud.
- Ley de Maternidad Gratuita y Atención a la Infancia.
- Ley de Medicamentos Genéricos de Uso Humano.
- Programa Nacional de Nutrición y alimentación.
- Ley de Descentralización y participación social.

Varias de estas leyes apoyan la descentralización del SNS en Sistemas Cantonales de Salud, la participación ciudadana y el aumento de la cobertura. No obstante, el nivel de aplicación de estas leyes es muy reducido debido a inestabilidad política que ha sufrido el país en los últimos años.

7.1.1.   Promedio de gastos en salud.

Los gastos per cápita, en salud, por año, tomando como base la totalidad de los hogares es de U$ 147.93 (Año 2004), si se excluyen los hogares que no tienen problemas de salud, este promedio sube a U$ 157.29. Si se considera separadamente el área urbana, y el área rural, la diferencia entre ellas es de 50 U$.

7.1.2.   Reforma del sector salud.

Casi tres décadas han transcurrido desde la Reunión de Alma-Ata, donde se fijó la meta de "Salud para todos en el año 2000" y se establecieron los indicadores sanitarios mínimos, a alcanzar por parte de los países de Latinoamérica[15].

---

[15]El Proceso de Reforma del Sector Salud en el Ecuador.

Unos cuantos años después empezaron a generarse propuestas de Reforma al Sector Salud, muchas de ellas dentro de las Reformas a los Estados. Lamentablemente, el desarrollo político y social fue insuficiente, se acentuó la falta de equidad y al culminar el siglo XX, más del 20% de la población carecía de acceso a la protección total de la salud. El análisis de la reforma del sector salud intentó entonces, además de examinar las políticas sociales para extender la cobertura, vincular a éstas con los factores condicionantes y determinantes de las estrategias adoptadas para alcanzar estas metas[16].

Procesos que han influido en los mecanismos y estrategias orientadas a mejorar el acceso de la población a los sistemas de protección social, especialmente en la década de los 90, donde se intensificaron estos procesos.

En la I Cumbre de las Américas, celebrada en EEUU en 1994, los gobiernos de la región reafirmaron su compromiso de incorporar en sus procesos de Reforma del Sector de la Salud, mecanismos para garantizar el acceso equitativo a determinados servicios básicos sanitarios y de mejorar la calidad de los mismos. Un año después, la _Organización Panamericana de la Salud_ junto con otras agencias internacionales, patrocinaron una reunión especial sobre Reformas del Sector de la Salud, donde se establecieron sus criterios rectores, basados en los principios de equidad, efectividad y calidad, eficiencia, sostenibilidad y participación social[17].

La Reforma en Salud es un proceso orientado a introducir cambios sustantivos en las diferentes instancias y funciones del sector con el propósito de aumentar la equidad en sus prestaciones la eficiencia de su gestión y la efectividad de sus actuaciones, y con ello lograr la satisfacción de necesidades de salud de la población.

Los contenidos generales propuestos para pretender establecer estrategias de cambio dentro del proceso de Reforma del Sector Salud en los países de la región, y que son los que han sido considerados en diferente magnitud por nuestras naciones:

---

[16] Ministerio de Salud Pública. Consejo Nacional de Salud (2002): Marco de la Reforma Estructural de la Salud en el Ecuador.
[17] Ministerio de Salud Pública. Consejo Nacional de Salud (2002): Marco de la Reforma Estructural de la Salud en el Ecuador.

- *Marco Jurídico.*
- *Derecho a los cuidados de la Salud y al aseguramiento.*
- *Aumento de la Cobertura.*
- *Función Rectora de los Ministerios de Salud.*
- *Separación de Funciones.*
- *Descentralización.*
- *Participación y control Sociales.*
- *Financiamiento y Gasto.*
- *Oferta de Servicios.*
- *Modelos de Gestión.*
- *Formación y Capacitación de los Recursos Humanos.*
- *Calidad y Evaluación de Tecnologías.*

Con las políticas implantadas se han logrado adelantos importantes, fundamentalmente en el aspecto normativo y teórico, ya que los sistemas de salud de toda la región reconocen, de manera implícita y explicita el carácter universal del derecho a la Salud de toda la población.

Una rápida mirada al sector salud en el Ecuador en las últimas décadas, refleja una realidad bastante problemática y la presencia de limitantes en su accionar:

- *Acceso inequitativo a los servicios.*
- *Bajas coberturas y calidad de atención.*
- *Gestión centralizada y de bajas coberturas de atención.*
- *Falta de una política integral de recursos humanos.*
- *Inadecuada coordinación interinstitucional.*
- *Paternalismo de instituciones públicas y privadas.*
- *Alto costo de insumos y tecnologías.*

Varios técnicos del sector consideran que el proceso debía contar con lo que se denominó la Reforma Mínima, a través de la cual, progresivamente se produciría un cambio y al mismo tiempo facilitaría consolidar nuevas fuerzas para enfrentar más tarde procesos Máximos. Esta Reforma Mínima se caracterizaría por:

- *La Separación de las funciones de financiamiento de la provisión de servicios.*
- *El fortalecimiento de la función rectora del Ministerio de Salud.*
- *El fortalecimiento de las entidades territoriales o del régimen seccional.*

- El apoyo a los programas de garantía de calidad y acreditación de servicios.
- La regulación de las empresas de aseguramiento privado.
- El apoyo a la creación de nuevos actores sociales en provincias y cantones.
- La ampliación de coberturas, mediante programas de servicios básicos localizados en zonas de mayor carencia de servicios.
- El apoyo a la gestión administrativa y financiera descentralizada de las unidades de salud.
- La realización de proyectos a pequeña escala para probar la aplicabilidad de mecanismos e instrumentos de reforma.

8. ACCESO A LOS SERVICIOS SANITARIOS POR LA POBLACIÓN INMIGRANTE.

Como ya se comentó, el análisis del acceso a los servicios sanitarios es importante, más aún si tenemos en cuenta la población de éste estudio, más propensa a presentar dificultades en el acceso a estos servicios. Los estudios realizados hasta ahora en España, sobre el acceso a los servicios de salud por parte de la población inmigrante, se centran en aquellas barreras características de esta población (idioma, religión, cultura, tradiciones,...) y en sus patrones de utilización de los servicios. En los últimos años, estos estudios han ido profundizando en las barreras relacionadas con el propio sistema organizativo.

El 76% de la población inmigrante que reside en Europa de forma irregular carece de una cobertura médica real, a pesar de que las legislaciones europeas garantizan este derecho, según un estudio sobre el acceso a los servicios de salud presentado el 1 de abril del 2010 por la organización Médicos del Mundo basado en 835 entrevistas realizadas en siete países de la UE: España, Bélgica, Francia, Grecia, Italia, Portugal y Reino Unido[18].

Entre los principales obstáculos para acceder a los servicios de salud se mencionan el desconocimiento que los inmigrantes tienen de sus propios derechos y de los centros de atención donde acudir, el coste de los

---

[18] http://www.elecuatoriano.com/noticias/?p=9289, Escrito por el ecuatoriano el 1 de abril, 2010.

tratamientos, las dificultades administrativas, el miedo a ser denunciados y a la discriminación, así como las barreras lingüísticas y culturales[19].

- **Evitar expulsiones.**

Ante este escenario, Médicos del Mundo reclama garantizar una cobertura médica gratuita y no discriminar a la población en función de su situación administrativa, esto es diferenciar claramente las políticas sanitarias de las de inmigración[20].

Exige, igualmente que, mientras no se logre la universalidad del tratamiento, no se expulse a personas enfermas que corren un claro riesgo de morir si se les envía de nuevo a sus países de origen. Además, solicita la regularización y el acceso a la atención médica a todos los extranjeros gravemente enfermos[21].

En el caso de España, para la responsable de Médicos del Mundo en nuestro país, Teresa González, se necesita mejorar la información y separar las políticas migratorias de las de salud, para que la gente no tenga miedo a ser detenida[22].

8.1. Determinantes del acceso a los servicios sanitarios por la Población inmigrante ecuatoriana.

La utilización potencial de los servicios de salud de la población inmigrante en función de tres factores relevantes de carácter individual[23]:

- *Condiciones específicas que dificultan o facilitan el acceso (factores estructurales) Se incluyen todos los factores socioeconómicos que facilitan y predisponen al uso de los servicios de salud: nivel de renta, conocimiento sobre la disponibilidad de servicios y accesibilidad al sistema (existencia de barreras de tipo organizativo, cultural, idiomáticas, etc.)[24].*

---

[19] http://www.elecuatoriano.com/noticias/?p=9289
[20] http://www.elecuatoriano.com/noticias/?p=9289
[21] http://www.medicosdelmundo.org/index.php/mod.documentos/mem.descargar/fichero.DOC-278%232E%23pdf
[22] http://www.medicosdelmundo.org/index.php/mod.documentos/mem.descargar/fichero.DOC-278%232E%23pdf
[23] http://aplicacionesfmv.fmdv.org/publicaciones/Contenido/Extranet/2008-04/718/2008.pdfAcceso y utilización de los servicios de salud.
[24] http://aplicacionesfmv.fmdv.org/publicaciones/Contenido/Extranet/2008-04/718/2008.pdfAcceso y utilización de los servicios de salud.

- *Predisposición al uso de estos servicios (factores precursores): Edad, género, educación, idioma y factores culturales que son fundamentales para reconocer e interpretar los problemas de salud.*

- *Necesidad de cuidados de salud: Estado de salud auto percibido y capacidades funcionales que afectan a la propensión de buscar y utilizar los recursos de salud en el país de destino. Asumiendo la presencia del efecto del inmigrante sano, se producirá una mayor frecuentación de los servicios de salud conforme aumenta el tiempo de residencia del inmigrante en el país de destino.*

En este sentido, el tiempo de residencia vuelve a ser un factor crítico que afectará al nivel de uso y utilización de los recursos asistenciales del país de acogida, facilitando el acceso del inmigrante a los mismos o, por el contrario, creando barreras en su acceso y utilización.

8.2. Factores que predisponen la utilización de los Servicios sanitarios.

Entre los factores que predisponen el uso de los servicios sanitarios tenemos; Nivel de Información que posean sobre el funcionamiento y acceso a los servicios sanitarios. El cual, en algunos casos es escaso o limitado, ya que desconocen la organización del sistema sanitario, los derechos que tienen y sobre todo el desconocimiento de la tramitación de la TSI, todo esto lo vuelve un factor limitante a la hora de acceder a los servicios sanitarios. Un medio usual para conocer la existencia de la TSI y su importancia, es la comunicación mediante el boca a boca entre los propios colectivos de inmigrantes, sobre todo de parte de las personas con mayor tiempo de estancia.

Otro factor será la precariedad laboral, en la que algunos colectivos inmigrantes se encuentran sometidos a situaciones de inestabilidad e inseguridad laboral (contratos temporales), desempeñando trabajos no acordes a su formación, bajo jornadas laborales extensas, estas son condiciones que origina en ellos priorizar el trabajo a la salud, de esta manera, muchos dejan en segundo plano la visita al médico, o acuden cuando la enfermedad se vuelve grave.

Los aspectos culturales, están relacionados con las características del país de procedencia de la población inmigrante, pudiendo influir en la manera en que ellos perciben e interpretan sus enfermedades, la estigmatización que asignan a determinados males, y la manera en la que esta información es transmitida a los profesionales, todo esto podría afectar la intervención del personal sanitario para la resolución del problema.

La percepción de salud, suele variar de acuerdo al colectivo al que pertenecen, aunque muestran una similitud en expresarlo como un valor esencial y básico, de igual forma las diferencias culturales y religiosas entre la población inmigrante son importantes, ya que el concepto salud y enfermedad es diferente en las distintas culturas.

La religión y la medicina tradicional, son conceptos que pueden influenciar en la utilización de los servicios, como el uso de hierbas curativas, brujería, la severidad de algunas religiones, etc.... En un estudio descrito por Garcés y cols. Sobre la población latina en los Estados Unidos, observaron que mantenían el uso de medicinas tradicionales como primera medida de curación, siendo las mujeres quienes les daban mayor importancia. A nivel general el uso de las medicinas tradicionales es una práctica habitual en todos los colectivos inmigrantes.

El desconocimiento por parte de la población inmigrante de alguno de los idiomas oficiales crea una de las barreras más importantes al momento de la atención, debido a que crea dificultades de acceso a los servicios de salud, esencialmente al interactuar con el personal sanitario, repercutiendo en la salud de la población, en la utilización y en la satisfacción hacia el servicio.

9. RECURSOS DISPONIBLES PARA LA UTILIZACIÓN DE LOS SERVICIOS DE SALUD.

9.1. Servicio Nacional de salud.

El Servicio Nacional de Salud se basa en el principio de que toda persona tiene derecho a la salud, independientemente de su situación económica y laboral. El Estado se responsabiliza plenamente de garantizar este derecho gestionando y financiando, a través de los presupuestos generales, un servicio sanitario que integra, ordena y normaliza todas las funciones *sanitarias, lo cual debe permitir el paso de una concepción presidida por la enfermedad a una práctica sanitaria basada en la salud igual para todos*[25].

9.2. Principales características del Servicio Nacional de Salud.

Las principales características de este modelo son[26]*:*

9.2.1. Universalización de la atención.

Cubre al 100% de la población, independientemente de su situación económica y de su afiliación a la seguridad social.

9.2.2. Accesibilidad y desconcentración.

Para garantizar la equidad en el acceso a los servicios se ha instrumentalizado la regionalización sanitaria, basada en situar los diferentes servicios sanitarios lo más cercas posible de donde vive y trabaja la población. Se trata así de reducir la concentración de centros sanitarios en los núcleos urbanos.

9.2.3. Descentralización.

En la actualidad se tiende a descentralizar la gestión de los recursos sanitarios; para ello se han emprendido unas reformas en la organización del sistema sanitario, con el fin de asegurar una mayor capacidad de respuesta por parte de los servicios y de los profesionales a las necesidades y aspiraciones de los ciudadanos. Se tiende a implicar a la comunidad en la toma de decisiones sobre la gestión del gasto y en el modo de utilización de los servicios.

---

[25] Su finalidad es, según el artículo 1, "la regulación general de todas las acciones que permitan hacer efectivo el derecho a la protección de la salud reconocido en el artículo 43 y concordantes de la Constitución".

[26] La Ley General de Sanidad, del 25 de abril de 1986, instaura el Sistema Nacional de Salud mediante la integración de diversos subsistemas sanitarios públicos.

9.2.4.   Atención primaria.

En el servicio nacional de salud, la base de la atención sanitaria es la atención primaria de salud.

La Atención Primaria de Salud, según la definición aceptada universalmente, es la asistencia sanitaria esencial, basada en métodos y tecnologías prácticas, científicamente fundadas y socialmente aceptables, puesta al alcance de todos los individuos y familias de la comunidad mediante su plena participación y a un coste que la comunidad y el país puedan aportar, en todas y cada una de las etapas de su desarrollo con un espíritu de autorresponsabilidad y autodeterminación.

Participación de la comunidad. Los ciudadanos participan en la orientación y el control del funcionamiento del sistema nacional de salud, a través de los órganos de gestión local y regional[27].

Cumpliendo una de las características del sistema nacional de salud, la asistencia sanitaria es gratuita, a excepción de los medicamentos, donde el usuario ha de pagar el 40% del importe del producto[28], hecho que para algunas personas representa una limitación al momento de afrontar dichos gastos.

Otro factor, es la indecisión para acudir a los servicios sanitarios, producto de las situaciones de inestabilidad laboral y de precariedad económica en la que se encuentran sometidos[29],[30].

---

[27] La Ley General de Sanidad, del 25 de abril de 1986, instaura el Sistema Nacional de Salud mediante la integración de diversos subsistemas sanitarios públicos

[28] http://www.weblaboral.net/ss/ss001231.htm De forma contributiva para el resto de los beneficiarios, con una participación del 40% del precio de venta al público.

[29] La Administración de Recursos y Servicios de Salud (en inglés) trabaja para mejorar y ampliar el acceso al cuidado de salud para todos. Asegura la disponibilidad del cuidado de salud a las poblaciones de bajos ingresos y personas sin seguro con el propósito de satisfacer sus necesidades de cuidado de salud

[30] La Constitución española (1978) representó un hecho sin precedentes en la historia de España respecto al reconocimiento de los derechos fundamentales de los ciudadanos. Posterior a la constitución y con la Ley General de Sanidad formaron un marco legal de los sistemas de salud hasta la actualidad.

10. NECESIDADES DE ATENCIÓN DE LA POBLACIÓN INMIGRANTE.

Diversos estudios, han identificado tres etapas por las que, aquellas personas que migran suelen pasar en el proceso de adaptación al país de acogida, manifestando en cada una de ellas necesidades específicas.

La primera etapa se caracteriza por los factores relacionados con el país de origen (aspectos culturales, económicos, sociales,...). En esta etapa la demanda sanitaria es, en muchos casos consecuencia de alguna enfermedad importada desde el país de origen, cuyo desarrollo puede estar asociada a las condiciones de vida hacinamiento, condiciones sanitarias, hábitos propios y adquiridos) y laborales en el país receptor.

Durante el periodo de adaptación, pueden darse alteraciones relacionadas con los factores sociales y económicos, ocasionando problemas relacionados con la salud mental, producidos por el duelo migratorio, la ansiedad, la depresión, la soledad. Es en esta etapa donde suelen darse los problemas en el acceso o la Utilización de los servicios.

En la última etapa, conforme aumenta el tiempo de estancia se introducirán factores que igualan a la población inmigrante con la población autóctona.

10.1. Factores relacionados con la población inmigrante.

El conocimiento de la organización y funcionamiento del sistema sanitario, la obtención de la Tarjeta Sanitaria Individual (TSI), las condiciones laborales; las características de la población y la utilización de los servicios, aparecieron en el discurso de los informantes como factores que dificultan el acceso a los servicios. Como facilitadores emergieron la posesión de la TSI, el idioma y el apoyo de redes sociales.

10.2. Inmigración y Estado del Bienestar en España.

Los inmigrantes aportan tres veces más que lo que gastan, por lo que se desmonta muchos de los mitos sobre los extranjeros que venimos escuchando los últimos 5 años.

Pese a no recibir casi ayudas estatales, los inmigrantes aportaron en los últimos diez año el 50% del superávit de las finanzas públicas entre impuestos y contribuciones sociales.

La inmigración ha contribuido a consolidar el sistema de protección social en España y consideró injustificadas las creencias de sobreutilización y abuso de los sistemas de protección social entre la población inmigrante, aunque cree que esta percepción se debe a la concentración de la demanda en determinados ámbitos territoriales.

Los inmigrantes son responsables directos del 30 % del crecimiento del PIB en los últimos 20 años, absorben el 5 % del gasto sanitario a pesar de suponer el 12 % de la población y han garantizado temporalmente el sostenimiento del sistema de pensiones debido a la mayor juventud y altas tasas de actividad entre este colectivo[31].

Ante la fuerte oleada de inmigrantes, a comienzos del siglo XXI, surgieron acusaciones de que el colapso de la salud pública, especialmente desde los líderes del PP de Madrid, era culpa de los nuevos ciudadanos. Si bien como en todos lados habrá algunos que se aprovechan de su gratuidad.

La crisis económica ha afectado de manera dura también a los inmigrantes ya que el estudio de la fundación catalana determinó que el 30% de los inmigrantes en España son pobres, frente al 18% de autóctonos que se encuentran en esta situación. No obstante, sólo un 6,8% de las intervenciones de los servicios sociales se dirigen a la población inmigrante.

- *Aportan más de lo que gastan.*

Ahora, aunque no existen cifras que constaten que las aportaciones de los inmigrantes siguen siendo superiores a los costes que generan para las arcas públicas, el balance parece claro que sigue siendo positivo. Los expertos coinciden en que ese saldo de casi 5.000 millones que recogía el informe de la Moncloa, era lo suficientemente cuantioso como para que se mantuviera incluso en tiempos de recesión. Y, además, el informe de La

---

[31] Inmigración y Estado de bienestar en España. Francisco Javier Moreno Fuentes. María Bruquetas Callejo. (Colección estudios sociales. CSIC nº 31. Mayo 2011).

Caixa constata que algunos de los factores que hacían que la contribución de la población extranjera fuera positiva aún se mantienen[32].

- **No gastan más que los españoles.**

Los inmigrantes no generan un mayor gasto social que los autóctonos. El científico titular del Instituto de Políticas y Bienes Públicos del Consejo Superior de Investigaciones Científicas (CSIC) ha indicado que los inmigrantes consultan un 7% menos al médico de cabecera y hasta un 16,5% menos al especialista, aunque visiten un 3,2% más las urgencias. Aunque suponen el 12% de la población, se les destina un 5% del gasto sanitario[33].

Además, el 30 % de los inmigrantes en España son pobres, porcentaje que entre los autóctonos es del 18% y, pese a ello, "sólo un 6,8% de las intervenciones sociales" se dirigen a esta población y de ellas, el 60 % tienen por objeto facilitar información o derivar a otros recursos, conforme ha apuntado María Bruquetas[34].

Otro de los datos que ha destacado Moreno es que, menos del 1% de los perceptores de pensiones en España son extranjeros, así como suponen el 11,2% de los perceptores de rentas mínimas de inserción, porcentaje "considerablemente inferior al que proporcionalmente le correspondería" teniendo en cuenta su tasa de pobreza, según el estudio.

En cuanto a la educación, el gasto social destinado a los colectivos inmigrantes estaba en el 6% en el 2007. El 82% de los estudiantes se encuentra en colegios públicos frente a un 14,1% de matriculados en centros concertados y un 3,8 % en colegios privados. Sólo el 10% continúa sus estudios más allá de la ESO, con un porcentaje de abandono dos veces mayor que entre los autóctonos.

- **'Aportación neta claramente positiva'**

Frente a ello, los autores del estudio destacan la "Aportación neta claramente positiva" de los inmigrantes, que si bien no es cuantificable en términos absolutos, llega a ser "dos o tres veces superior" al gasto que generan durante las primeras fases del proceso migratorio, cuando el extranjero es joven y está solo.

---

[32] Inmigración y Estado de bienestar en España. Francisco Javier Moreno Fuentes. María Bruquetas Callejo. (Colección estudios sociales. CSIC nº 31. Mayo 2011).
[33] Inmigración y Estado de bienestar en España. Francisco Javier Moreno Fuentes. María Bruquetas Callejo. (Colección estudios sociales. CSIC nº 31. Mayo 2011).
[34] Inmigración y Estado de bienestar en España. Francisco Javier Moreno Fuentes. María Bruquetas Callejo. (Colección estudios sociales. CSIC nº 31. Mayo 2011).

De estas "aportaciones", se ha destacado que en el mercado laboral, la inmigración ha supuesto "una contención salarial que ha frenado la inflación" por falta de tensiones, ya que existía mano de obra suficiente. Además, "ha cubierto muchos nichos" que de otra forma "habrían dejado de ser productivos", como la agricultura intensiva.

También han introducido flexibilidad y han permitido incrementar notablemente la tasa de empleo femenino en España. En el ámbito de la balanza fiscal, el investigador ha recordado que "todos" los inmigrantes pagan impuestos al consumo[35]. En total, fueron responsables del 30% del crecimiento del PIB entre mediados de los 90 y mediados de los 2000 y han retrasado en cinco años la entrada en déficit del sistema de pensiones.

- **La actitud hacia el inmigrante.**

Las actitudes de rechazo hacia la inmigración presentan una evolución creciente en toda Europa, y España no es una excepción. Se da lo que algunos autores han venido a denominar la paradoja del inmigrante indeseado: Aunque la población española entiende la llegada de inmigrantes como una necesidad por razones económicas, la presencia de esos mismos inmigrantes se percibe como un problema y como fuente de conflictos. Según el informe Evolución del racismo y la xenofobia en España, elaborado por iniciativa del Observatorio Español del Racismo y la Xenofobia (Oberaxe) a partir de encuestas del CIS, el 37% de los españoles se mostraba en 2009 reacio a la inmigración, frente a un 33% de tolerantes y un 30% de ambivalentes ante el fenómeno[36].

Un desencadenante de la xenofobia, especialmente en un contexto de crisis económica, es el temor a la competencia por unos mismos recursos. Según el estudio de Oberaxe, un 40% de los encuestados cree que la protección del Estado al inmigrante es bastante y un 18% que es mucha. En paralelo, el 56% cree los inmigrantes reciben más ayudas escolares que los españoles de igual nivel de ingresos; y un 46% entiende que sucede lo mismo en el ámbito sanitario. Asimismo, un 20% de los españoles considera que los inmigrantes reciben de las Administraciones mucho más de lo que aportan; otro 32% percibe que reciben más de lo que aportan; y

---

[35] Inmigración y Estado de bienestar en España. Francisco Javier Moreno Fuentes. María Bruquetas Callejo. (Colección estudios sociales. CSIC nº 31. Mayo 2011).
[36] Inmigración y Estado de bienestar en España. Francisco Javier Moreno Fuentes. María Bruquetas Callejo. (Colección estudios sociales. CSIC nº 31. Mayo 2011).

un 24% que reciben tanto como aportan. Visto lo visto, parece claro que las percepciones se fundamentan en visiones subjetivas, no en datos.

11. FACTORES QUE DIFICULTAN EL ACCESO A LOS SERVICIOS SANITARIOS.

11.1. Barreras en el acceso a la asistencia.

Lo expuesto anteriormente debería corresponder a la situación actual, la realidad es que diversas barreras dificultan su acceso al sistema sanitario. Éstas barreras se pueden agrupar según procedan del propio sistema o de la condición intrínseca de la población inmigrante.

11.2. Barreras propias del sistema sanitario.

• *Accesibilidad:*

- *Horarios de Atención.*

- *Cita previa.*

- *Consultas programadas.*

- **Política sanitaria:** *Existe una mala previsión de recursos secundaria a una mala estimación de la población inmigrante irregularizada.*

- **Actitudes del personal:** *Se les percibe como personas sin derechos a las que se les da atención gratuitamente.*

Según el estudio realizado por Price Waterhause Coopers para el IMSERSO en el año 1999 sobre "Cuantificación de los gastos e ingresos que genera la presencia de inmigrantes en España"[37]. En dicho estudio se concluye que el coste máximo estimado de la extensión de la cobertura

---

[37]Inmigrantes y atención sanitaria en España, actitudes del personal: se les percibe como personas sin derechos a las que se les da atención gratuitamente.

[37] Inmigrantes y atención sanitaria en España, **actitudes del personal:** se les percibe como personas sin derechos a las que   se les da atención gratuitamente.

sanitaria sin urgencias para extranjeros, con cifras de 1998, sería de 7.527 millones de pesetas. Mientras que las aportaciones al Tesoro Público procedentes de los extranjeros en España, sólo en cuanto a cuotas de Seguridad Social se refieren, superaba los 274.667 millones de pesetas en 1998[38]. De lo que se concluye que la población inmigrante en su conjunto aporta mucha más cantidad de dinero al Erario Público que este gasta en dicho colectivo.

- *Tarjeta sanitaria:*

Dificultades que ponen los ayuntamientos para empadronarse

(Documentos legal,…). Miedo de la población inmigrante irregular, dificultades idiomáticas.

11.3. Barreras propias de la población Inmigrante.

- *Situación administrativa:*

La situación de irregularidad administrativa conlleva una serie de condiciones que hacen a este grupo especialmente vulnerable: precariedad laboral, hacinamiento, que les lleva a exponerse a condiciones higiénico sanitarias de riesgo, pero si enferman no acudirán al sistema sanitario, manteniéndose en un círculo vicioso del que sólo se puede salir facilitándoles la tramitación de la tarjeta sanitaria y disminuyendo trabas administrativas.

- *Idioma:*

- Hispanoparlante: no comprensión a pesar de la misma lengua.

- No hispanoparlante.

- *Cultura:*

- Bajo nivel cultural: poca educación sanitaria, baja comprensión de Instrucciones.

---

[38] Inmigrantes y atención sanitaria en España, **actitudes del personal**: se les percibe como personas sin derechos a las que se les da atención gratuitamente.

- *Proceso salud-enfermedad: salud es la herramienta para trabajar y enfermedad el obstáculo.*

- **Contexto:**

—Posición económica: pobreza, hacinamiento, déficit alimentario e higiénico...

—Condiciones laborales: precariedad, temporalidad, explotación, movilidad geográfica, horarios...

—Situación legal: a los inmigrantes irregulares les es más difícil el acceso.

—Duelo migratorio: explica mucho de sus síntomas, se les "psiquiatríza" en exceso.

12. ¿QUÉ CONSECUENCIA TIENE PARA ESPAÑA?

LAS BARRERAS INVISIBLES

En España contamos con un sistema con vocación universalista que garantiza, en principio, la sanidad para todas las personas, independientemente de su situación administrativa. Pero de nuevo, la práctica cuestiona a la teoría. El acceso a la tarjeta sanitaria individual depende de tres requisitos: contar con un documento de identidad, empadronarse en el ayuntamiento y disponer de bajos recursos[39]. Tres cuestiones que no siempre pueden ser cumplidas puesto que hay personas que carecen de documentos oficiales y otras que temen empadronarse porque la policía tiene acceso a los datos recogidos en el padrón. A ello se unen las trabas culturales y lingüísticas, el desconocimiento de la legislación por parte de profesionales e, incluso, los prejuicios discriminatorios. Por tanto, ¿Es un sistema tan universal como pretende?

Médicos del Mundo recuerda que es precisamente ahora, cuando la crisis económica lleva a recortar derechos de las personas en situación irregular, cuando las políticas de salud no deben estar sometidas a las políticas en materia de inmigración. El II Observatorio presenta varias propuestas en este sentido. Por un lado, recuerda la necesidad de mantener el secreto

---

[39] Inmigrantes y atención sanitaria en España.

profesional y que, en ningún caso, se establezca la obligación de denunciar a la gente que acude a las Consultas. Por otra parte, solicita que las personas gravemente enfermas no sean expulsadas a países donde no puedan acceder a un tratamiento adecuado. Además los Estados deberían poner en práctica un sistema que garantice el acceso a la prevención y a la atención médica a esta población y, de manera específica, a mujeres embarazadas y a menores.

El informe de Médicos del Mundo demuestra que, lamentablemente, aún queda bastante por recorrer para que personas como la mujer ugandesa vean reconocido y garantizado su derecho a la salud tal como recoge la Constitución de la Organización Mundial de la Salud desde hace casi 60 años: "El goce del grado máximo de salud que se pueda lograr es uno de los derechos fundamentales de todo ser humano sin distinción de raza, religión, ideología política o condición económica o social"[40].

12.1. Rejuvenecimiento de la población.

En 2004 residen en España 2,6 millones de personas extranjeras y se prevé un crecimiento importante en los próximos años: 11 millones en 2015. Como la mayor parte de la población que inmigra suele tener entre 25 y 35 años, el crecimiento es mayor en este grupo de edades y en consecuencia se rejuvenece la población española[41]. Pero además, como suelen tener más hijos que las familias españolas, el proceso de rejuvenecimiento es doble, ya que los nacidos en España aumentan el volumen de población en la base de la pirámide de edades.

---

[40] Incluso mientras daba a luz a mi hijo, me pedían los papeles y me reclamaban que pagara 2 800 euros, El acceso a la sanidad de las personas sin permiso de residencia en once países europeos. INFORME DE LA ENCUESTA 2008 SEPTIEMBRE DE 2009.
[41] El País, 18-06-2003,La inmigración, ¿Qué consecuencias tiene para España?

Pirámide Demográfica.
2010.Región de Murcia

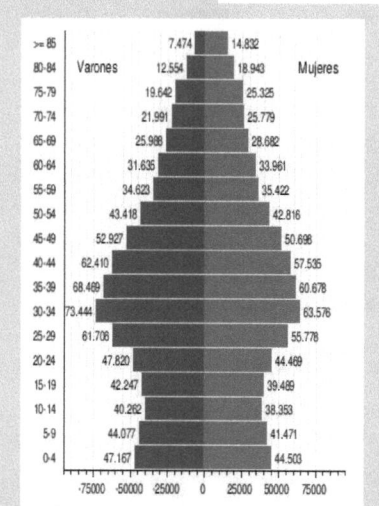

División menor: 5000 habitantes.

Fuente: Instituto Nacional de Estadística de España

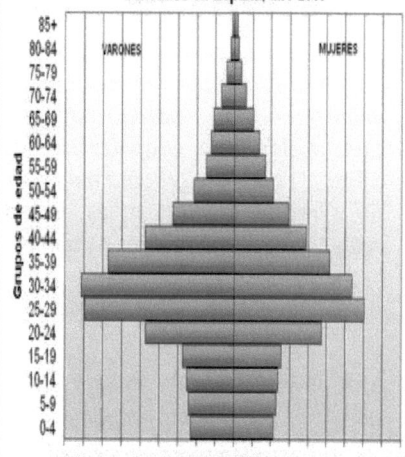

Pirámide de población de los extranjeros censados en España, año 2007

Proporciones

Fuente: Instituto Nacional de Estadística. Población extranjera residente en España según el censo a 1 de enero de 2007

La Región de Murcia tiene una población de 1.446.109 habitantes, de los cuales casi un tercio (30,2%) vive en el municipio de Murcia. Esta cifra representa el 3,09% de la población española. Además, tras Ceuta y Melilla, tiene el saldo vegetativo y la tasa de natalidad más elevadas del país.

Pirámide de la población de los extranjeros censados en España en el 2007. Presenta una hipertrofia en la población de entre 25 y 40 años, y una proporción mayor de varones que de mujeres. Compárese con la pirámide de población del conjunto de la población.

12.2. Trabajo inmigrante y crecimiento Económico.

La inmigración es beneficiosa para el crecimiento económico del país, ya que los inmigrantes proporcionan una mano de obra para un tipo de trabajo que difícilmente es realizado por los trabajadores nacionales. En este sentido, el trabajo de los inmigrantes se convierte en una condición del crecimiento económico, que además será cada vez más necesaria por el envejecimiento progresivo de la población española[42]:

- El Producto Interior bruto ha crecido un 4%.

- Los ingresos a la caja de la Seguridad Social duplican los gastos que los inmigrantes originan.

Sin embargo no es esa la idea que prevalece entre los españoles, en las últimas encuestas del CIS sólo un 44% de los encuestados considera que la inmigración es favorable para la economía[43]. En realidad se culpa a los extranjeros de los problemas económicos de España, aunque sean anteriores a su llegada, y sean los inmigrantes los más afectados.

12.3. Los problemas del desempleo.

En 1996, cuando apenas había en España medio millón de extranjeros, y más de la mitad procedían de la Unión Europea, había 12.200.000 ocupados y ortos 3.600.000 parados.

En 2002, 2.664.000 extranjeros y casi el 80% extracomunitarios, hay 16 millones de ocupados y 2.400.000 en paro.

Esta paradoja es posible porque un buen número de extranjeros no pueden competir por los mismos trabajos que los españoles. El gobierno español establece, a través de los contingentes en qué sectores económicos y en qué lugares de España pueden trabajar legalmente, que son aquellos empleos que no cubren los trabajadores españoles bien porque son duros y están mal pagados (hostelería, servicio doméstico, peón de la construcción), o porque además son trabajos temporales

---

[42] El País, 18-06-2003, La inmigración, ¿Qué consecuencias tiene para España?

[43] Trabajo inmigrante y crecimiento económico.

(construcción, agricultura).

Sin embargo en los próximos años es posible que esta situación cambie, ya que una vez conseguido el permiso de residencia, los extranjeros pueden empezar a competir en el mercado laboral con los sectores peor preparados del mercado laboral español.

12.4. Reducción de salarios y economía sumergida.

No se reducen los salarios, salvo cuando se emplean en la economía sumergida, y este tipo de economía tiene dos protagonistas: El empleador y El empleado.

El primero es por lo general de nacionalidad española y aprovecha que el extranjero no tiene arreglada su situación administrativa para beneficiarse de un costo laboral menor. La Ley de Extranjería impone sanciones importantes a los empleadores que utilicen a trabajadores "ilegales"[44], pero no parece que se tome muy en serio este dispositivo de la ley, a juzgar por la abundancia de trabajadores extranjeros en estas circunstancias.

Mujeres en el cuidado de enfermos y ancianos. Estos trabajos, realizados tradicionalmente por el ama de casa en los países menos desarrollados, suponen una fuente importante de empleo cuando la mujer se incorpora al trabajo en las sociedades más evolucionadas, que además tienen la población envejecida[45]. En la sociedad del bienestar, son las instituciones estatales o municipales las que se encargan de crear centros o empleos específicos para cubrir las necesidades propias de la población anciana: ayuda a domicilio o servicios a la Tercera Edad. Pero, como no se han creado los suficientes, los particulares han optado por contratar mano de obra extranjera, que admite trabajar muchas más horas (Como trabajadoras internas) y con un salario que no aceptaría ninguna mujer española.

---

[44] la reformada ley de extranjería prevé multas desde 10.000 a 100.000 euros para los empleadores.

[45] servicio doméstico Los investigadores policiales también citan en este tipo de irregularidades una actividad que limita con la explotación, con un bajo poder adquisitivo, y que tienen a su cargo a trabajadoras que se dedican al servicio doméstico o a la atención de personas mayores en domicilios sin otorgarles una regularización documentaria.

Hombres en la construcción, la agricultura intensiva y la recolección de cosechas. En el caso de la construcción el volumen es muy importante porque las grandes empresas que consiguen obtener contratos de obras públicas (carreteras, saneamiento, edificios oficiales...) subcontratan los trabajos menos especializados a empresas más pequeñas que en ocasiones utilizan a trabajadores "sin papeles", por menos dinero.

Los empresarios agrícolas, precisan trabajadores temporales en fechas muy concretas, como es la recogida de las cosechas, y se sirven en muchos casos de extranjeros indocumentados. En la agricultura intensiva, sobre todo la realizada en invernaderos, el trabajo es duro y bastante continuo a lo largo del año. El volumen de contratos irregulares también es muy importante.

2. OBJETIVOS

2.1. OBJETIVO GENERAL.

• Determinar el grado de utilización de los servicios sanitarios por la población inmigrante ecuatoriana en la Región de Murcia.

2.2. OBJETIVOS ESPECIFICOS.

• Evaluar el uso de los servicios sanitarios de la población inmigrante ecuatoriana en la región de Murcia.

• Analizar las dificultades que tienen los inmigrantes ecuatorianos a la hora de acceder a los servicios sanitarios; precariedad laboral, desconocimiento, falta de documentación legal, posesión de la (T.S.I), auto percepción de la enfermedad, etc.

• Analizar la frecuencia con que la población ecuatoriana hace uso de los servicios sanitarios.

3. HIPÓTESIS.

• La población inmigrante Ecuatoriana en la comunidad de Murcia acude menos a los servicios sanitarios que la población autóctona.

• Los factores que pueden dificultar el acceso a los servicios sanitarios son nivel de información, precariedad laboral, aspectos culturales, religión, medicina tradicional, etc.

• Los ecuatorianos acuden a los servicios sanitarios por problemas propios o de la familia.

4. MATERIAL Y MÉTODO

Para la obtención de la muestra se tomaron como base, los datos poblacionales estadísticos proporcionados por los ayuntamientos Murcia y el consulado ecuatoriano.

El trabajo de campo se realizo entre los meses de Febrero y Abril del 2011, captando la muestra en el consulado ecuatoriano por la alta frecuentación de los servicios que presta y garantizaba las principales variables utilizadas como: edad, sexo, salud auto percibida, limitación de la actividad principal, enfermedades crónicas, salud emocional, visitas al médico general, especialista y dentista, hospitalización, consumo de tabaco y alcohol, además de preguntas sobre experiencias de discriminación , nivel de aculturación , ingresos hospitalarios, etc.

El cuestionario fue redactado en español y contenía preguntas iguales a las formuladas en la Encuesta Nacional de Salud de 2006, en algunos casos se adaptó el vocabulario o las expresiones a las utilizadas típicamente en Ecuador (por ej. "unido" por "pareja de hecho", "tomar" por "beber", etc.).

El muestreo fue aleatorio, transversal, con entrevista individual semiestructurada, indagando el uso y frecuentación de los servicios sanitarios de la población ecuatoriana en la Comunidad de Murcia.

Según los datos obtenidos del INE la comunidad de Murcia cuenta con 45.000 ecuatorianos en la actualidad empadronados[46]. Hemos escogido una muestra de 200 personas representativa de la población ecuatoriana en la región de Murcia. Al realizar la encuesta nos hemos encontrado con la dificultad de completar la cifra calculada para la muestra por diversos motivos con lo que la cifra final ha sido la de 167 encuestados, con un margen de error del 7% y un nivel de confianza del 93%, teniendo un nivel de heterogeneidad del 50%.

---

[46] http://www.laverdad.es/murcia/20090426/local/region/ecuatorianos-residentes-murcia-habian-2009, Según el Instituto Nacional de Estadística (INE), al 31.12.2003 se han empadronado en la Región de Murcia un total de 44.248 ecuatorianos, de los cuales 25.539 son varones y 18.709 mujeres

5. RESULTADOS

1. EDAD.

Atendiendo a los datos proporcionados por la muestra entre hombres y mujeres se puede apreciar que sus edades fluctúan entre los 18 y 61 años. Aplicando la formula de la media aritmética la edad promedio es: 34 años

Tabla 1

Distribución de Edades

$$X = \frac{\sum_{n}^{n} xi}{n}$$

$$X = \frac{5709}{167}$$

$$X = 34.19$$

EDAD	FRECUENCIA	PORCENTAJE
18 años	2	1.20%
Entre 19 y 30 años	58	34.73%
Entre 31 a 50 años	100	59.88%
Entre 51 años y más	7	4.19%
TOTAL	167	100%

Grafico 1

Distribución de Edades

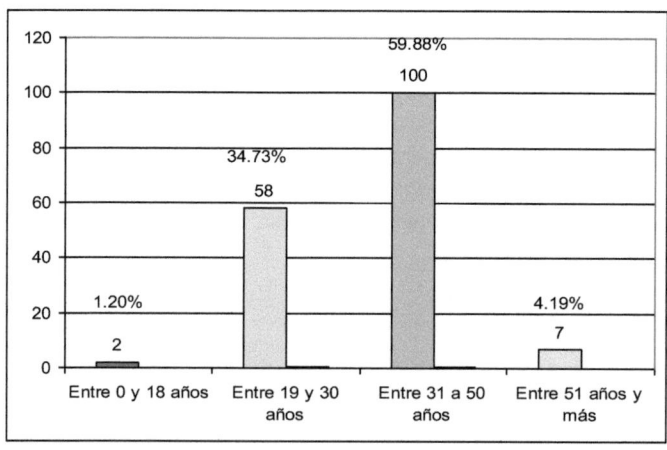

2. SEXO.

Los resultados de las encuestas demuestran, que un 38.92% de los ecuatorianos residentes en Murcia son hombres, y el 61.02% son mujeres.

Tabla 2

Distribución del Sexo

VALOR	FRECUENCIA	PORCENTAJE
MASCULINO	65	38.92%
FEMENINO	102	61.02%
TOTAL	167	100%

Grafico 2

Distribución de Sexo

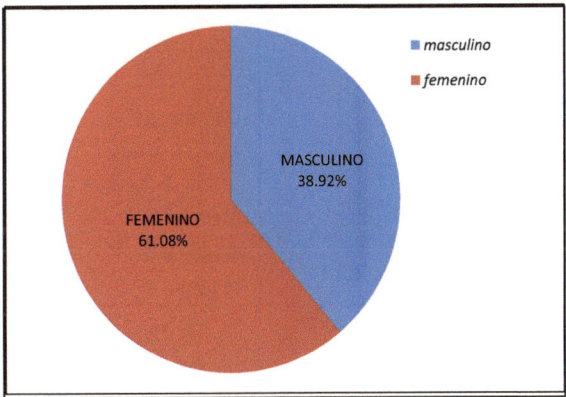

3. NIVEL DE ESTUDIOS.

La mayoría de la muestra cuenta con estudios secundarios con un 55.09%, seguido de primaria, con un 29.34%.

Tabla 3

Distribución nivel de Estudio

DESCRIPCIÓN	FRECUENCIA	PORCENTAJE
Primarios	49	29.34%
Secundarios	92	55.09%
Universitarios	24	14.37%
Otros	0	0%
Ninguno	2	1.20
TOTAL	167	100%

Grafico 3

Distribución nivel de Estudios

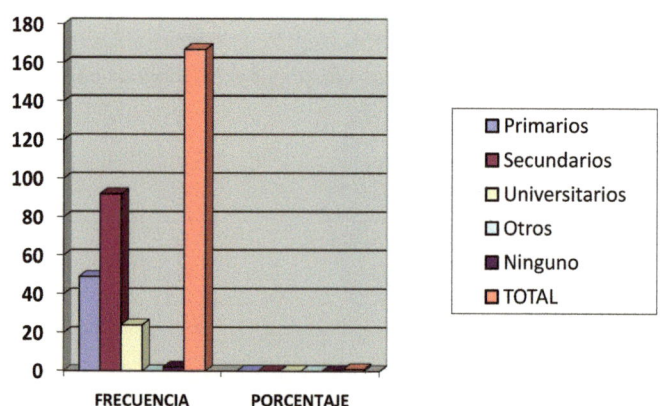

4. TIPO DE PERMISO DE RESIDENCIA.

El 76,05 % refiere tener la tarjeta de residencia permanente, seguido del 13,77% con residencia temporal.

TABLA 4
Tipo de permiso de residencia.

DESCRIPCIÓN	FRECUENCIA	PORCENTAJE
Residencia Temporal	23	13.77%
Residencia Permanente	127	76.05%
Documentación Solicitada y en trámite	0	0%
Tiene Nacionalidad Española	15	8.98%
Carece de documentación legal	2	1.20%
Otros	0	0%
TOTAL	167	100%

Grafico 4
Tipo de permiso de residencia

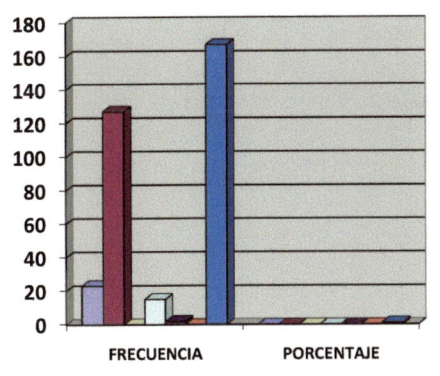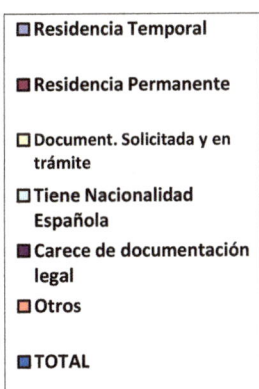

5. SERVICIO SANITARIO MAS UTILIZADO

La población ecuatoriana residente en Murcia, según la información obtenida de la encuesta refiere el 91,62% hacer uso de medicina general o de familia, seguidos de las urgencias con el 64,67%. Haciendo notar que el 73,05% ha acudido por vacunación de sus niños y asistencia durante el embarazo y parto con el 49,10%.

Tabla 5
Servicio Sanitario utilizado

VALOR	SI	NO	PORCENTAJE SOBRE SI
Asistencia de urgencias	108	59	64.67%
Medicina general	153	14	91.62%
Asistencia especializada	99	68	59.28%
Ingresos hospitalarios	65	102	38.92%
Asistencia a domicilio	2	165	1.20%
Vacunación de niños	122	45	73.05%
Vacunación de adultos	4	163	2.40%
Asistencia durante el embarazo y parto	82	85	49.10%
Otros (curanderos, chamanes, brujos)	23	144	13.77%

Grafico 5
Servicio Sanitario Utilizado

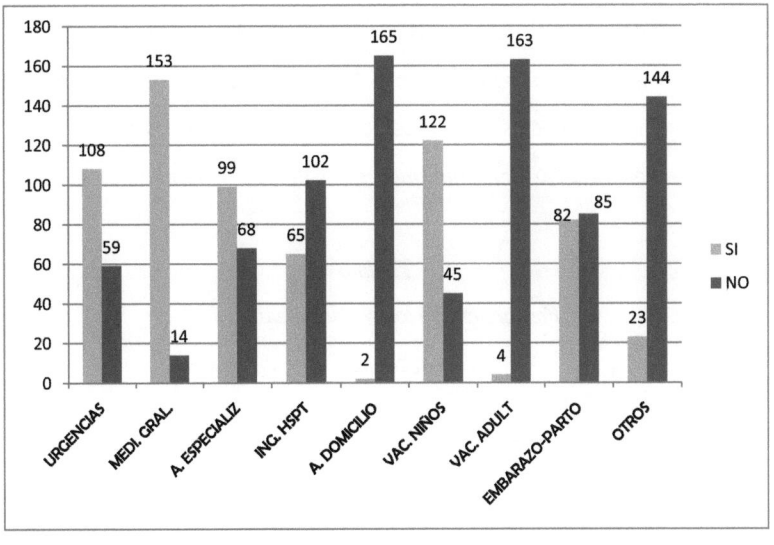

6. FRECUENCIA DE LOS SERVICIOS SANITARIOS

En la mayoría de los encuestados que representan 148 personas equivalen al 88.62% lo usan a veces, el 4.79% es decir 8 personas lo hace de manera mensual, 3 personas o sea el 1.80% no lo utilizan, 2 personas los utilizan de forman semanal lo que representan el 1.20% y de igual manera 2 personas más utilizan los servicios sanitarios con frecuencia que no se registra en esta tabla por eso lo denominamos otro de igual manera equivalen al 1.20%.

Tabla 6

Frecuencia de los servicios sanitarios

VALOR	FRECUENCIA	PORCENTAJE
Semanal	2	1.20%
Mensual	8	4.79%
Anual	4	2.40%
A veces	148	88.62%
Ninguna	3	1.80%
Otros	2	1.20%
TOTAL	167	100%

GRAFICA 6

Frecuencia de los servicios sanitarios

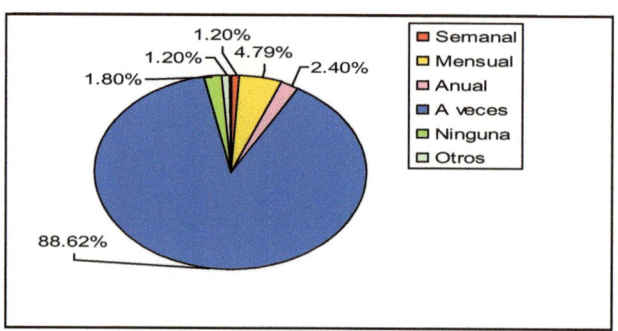

7. Valoración de la atención medica recibida.

Para calificar la atención médica recibida los encuestados han dicho en su mayoría que la atención recibida ha sido buena es decir el 58.68%, otras 40 personas han dicho que es regular lo que equivale al 23.95%, el 8.98% 15 encuestados concuerdan en que ha sido muy buena, apenas 9 de los encuestados o sea el 5.39% la califican como excelente, pero 5 personas la califican como mala con un porcentaje de 3%.

Tabla 7
Valoración de atención medica

VALOR	FRECUENCIA	PORCENTAJE
Excelente	9	5.39%
Muy Buena	15	8.98%
Buena	98	58.68%
Regular	40	23.95%
Mala	5	3%
TOTAL	167	100%

Grafico 7
Valoración de atención medica

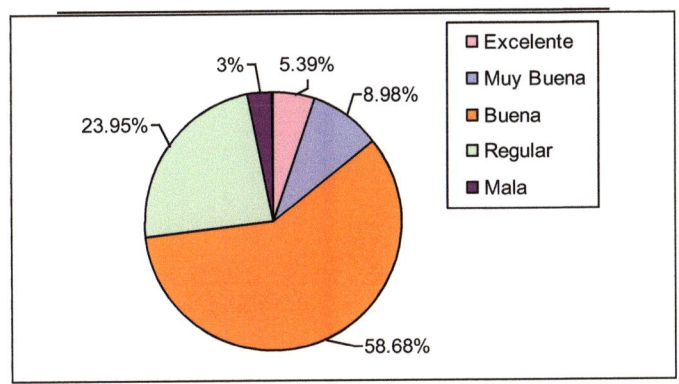

8. ESPECIALIDAD DEL MEDICO

La medicina de familia (general) es la especialidad mas consultada por la población ecuatoriana con el 77.84% seguida de la ginecología con el 11.98% y un 10.18% refieren haber acudido a otra especialidad.

Tabla 8
Especialidad del medico

VALOR	FRECUENCIA	PORCENTAJE
Médico familia (medicina general)	130	77.84%
Ginecología – Obstetricia	20	11.98%
Otra especialidad	17	10.18%
TOTAL	167	100%

Grafico 8
Especialidad de medico

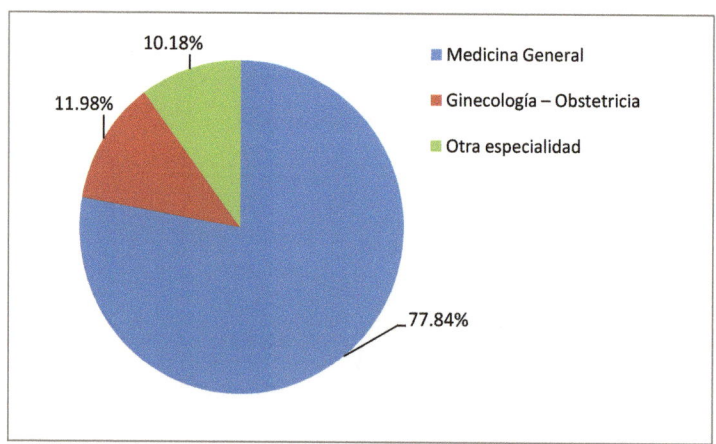

9. MOTIVO PRINCIPAL DE LA CONSULTA

El motivo principal de la consulta en la que acudieron al médico de familia, fueron por problemas de salud, con un 56.89%, seguidos de las revisiones (control y seguimiento de una enfermedad) con un 32.34%

Tabla 9
Motivo de la consulta

VALOR	FRECUENCIA	PORCENTAJE
Por Problemas de salud	95	56.89%
1 Accidente de tráfico, laboral o 1 agresión	2	1.20%
Revisión	54	32.34%
Solo dispensación de recetas	4	2.39%
Parte de Baja	3	1.80%
Otros motivos	9	5.39%
TOTAL	167	100%

Grafico 9
Motivo de la consulta

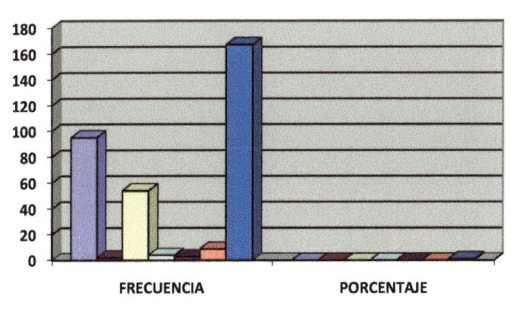
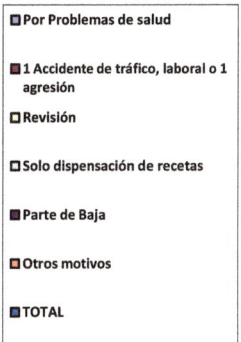

10.   ESTADO DE SALUD EN ESPAÑA

El 52.10% considera que su salud en España en los últimos 15 días es buena y el 37.72 % opina que es regular.

Tabla 10

Estado de salud en España.

VALOR	FRECUENCIA	PORCENTAJE
Muy bueno	9	5.39%
Bueno	87	52.10%
Regular	63	37.72%
Malo	7	4.19%
Muy Malo	1	0.60%
TOTAL	167	100%

Grafico 10

Estado de salud en España

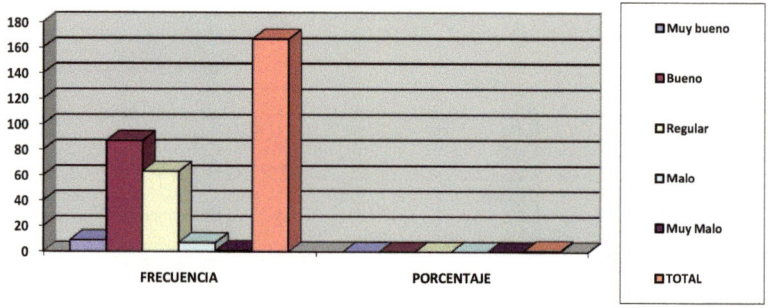

11.   SALUD EN ECUADOR

El 46.71% opina que su salud en Ecuador sigue siendo igual que la que tiene en España, seguido de un 40.12% que opina lo contrario, que su salud era mejor en su país de origen.

Tabla 11

Salud en Ecuador

VALOR	FRECUENCIA	PORCENTAJE
Mejor	67	40.12%
Igual	78	46.71%
Peor	22	13.17
TOTAL	167	100%

Grafico 11

Salud en Ecuador

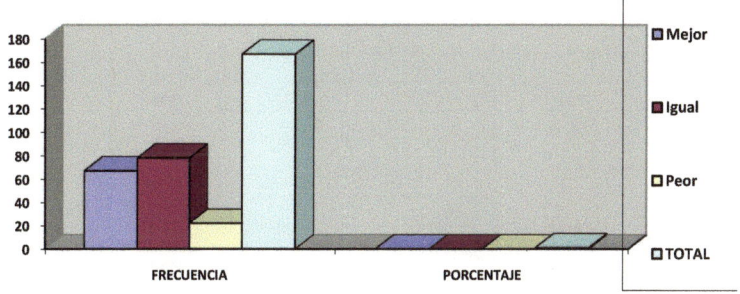

12.   SEGURO SANITARIO PRIVADO.

El 90.42% de la población ecuatoriana no poseen ningún tipo de seguros privado y un 9.58% si posee, destacando que los que tienen es por motivo de haber adquirido una vivienda, un coche o préstamo personal.

Tabla 12

Seguro sanitario privado

DESCRIPCIÓN	FRECUENCIA	PORCENTAJE
Si	16	9.58%
No	151	90.42%
TOTAL	167	100%

Grafico 12

Seguro sanitario Privado

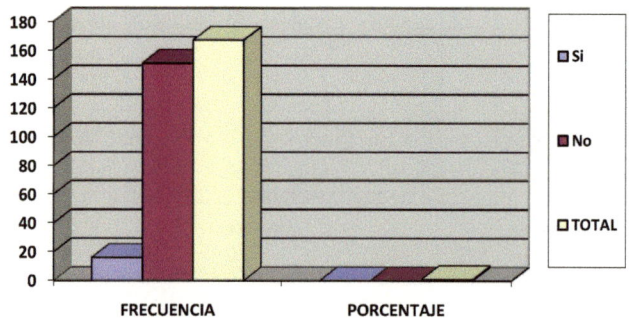

5.1. Influencia de la condición de género.

1. Desde qué año posee Tarjeta Sanitaria.

De la muestra concluimos que los ecuatorianos han llegado a Murcia entre 1996 al 2010, siendo los hombres los primeros en llegar en 1996 y en obtener la tarjeta sanitaria, a pesar de ello han sido las mujeres quienes han copado la mayoría de la muestra, los demás que han ido llegando y que han dicho que la obtuvieron entre el año 2000 al 2004, no han obtenido su tarjeta sanitaria tan pronto como han llegado, lo han ido haciendo luego, entre seis meses y un año, pero todos han logrado obtenerla, incluso en los casos de las mujeres que no poseen documentación legal, una de ellas, la de 20 años de edad, que llego en el año 2003 y la consiguió el mismo año, al contrario de otra mujer de 28 años que llego en el 2009 hasta la fecha actual aún no la tiene la TSI, ella representa el 0.60% del total de la muestra que esta asignada con la leyenda "Sin tarjeta".

Todos los encuestados aseguran haber utilizado al menos una vez su tarjeta sanitaria con buenos resultados, a excepción de una mujer de 28 años que no tiene su documentos en regla y no esta empadronada, que es un requisito básico para la obtención de la TSI.

Pruebas de ji-cuadrado

	Valor	gl	Sig. asintótica (bilateral)
ji-cuadrado de Pearson	13,273(a)	15	,581
Razón de verosimilitudes	15,489	15	,417
Asociación lineal por lineal	1,253	1	,263
N de casos válidos	167		

Podemos considerar que el resultado obtenido no es significativo.
(a) 20 casillas (62,5%) tienen una frecuencia esperada inferior a 5. La frecuencia mínima esperada es ,39.

Estadísticos de la razón para sexo / Año tarjeta sanitaria

Media		,007
Intervalo de confianza para la media al 93%	Límite inferior	-,004
	Límite superior	,018
Mediana		,001
Intervalo de confianza para la mediana al 93%	Límite inferior	,001
	Límite superior	,001
	Cobertura real	94,8%
Desviación típica		,078
Rango		1,000

El intervalo de confianza para la mediana se crea sin ningún supuesto acerca de la distribución. El nivel de cobertura real puede ser mayor que el nivel especificado. .

Tabla 1

Año con la Tarjeta Sanitaria Individual

AÑO TARJETA SANITARIA	FRECUENCIA		PORCENTAJES	
	HOMBRES	MUJERES	HOMBRES	MUJERES
Año 1996	1		0.60%	
Año 1998	1	1	0.60%	0.60%
Año 1999	1	4	0.60%	2.40%
Año 2000	11	13	6.59%	7.68%
Año 2001	11	17	6.59%	10.18%
Año 2002	15	22	8.98%	13.17%
Año 2003	9	15	5.39%	8.98%
Año 2004	6	10	3.59%	5.99%
Año 2005	2	4	1.20%	2.40%
Año 2006	7	3	4.19%	1.80%
Año 2007		1		0.60%
Año 2008	1	8	0.60%	
Año 2009	1	1	0.60%	0.60%
Año 2010		1		0.60%
Sin Tarjeta		1		0.60%
TOTAL	65	102	100%	

Grafico 1

Año con la Tarjeta Sanitaria Individual

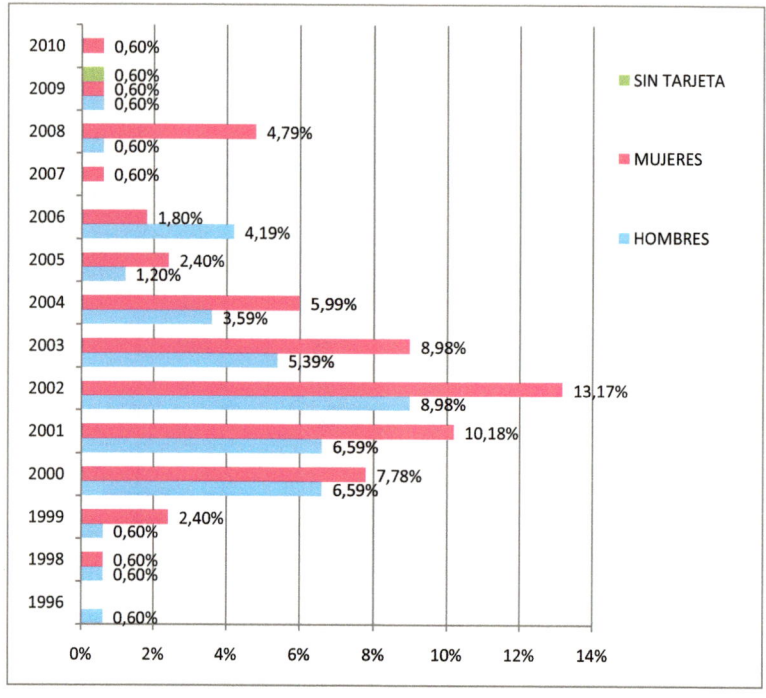

2. Permiso de Residencia.

El tipo de residencia que han adquirido los ecuatorianos en Murcia según los datos, nos indica que la mayoría de hombres y mujeres posee residencia permanente que equivale al 76.05%, seguida de la residencia temporal con el 13.77%, así mismo del total de los encuestados 5 hombres y 10 mujeres poseen nacionalidad española, las mujeres que la han solicitado oscilan entre los 31 y 44 y los hombres entre los 34 y 43. Se presenta la novedad de que 2 personas de la muestra no poseen ningún tipo de documentación legal para residir en España esto equivale al 1.20%, son de sexo femenino, una con 20 años que llego en el año 2003 y otra de 28 años que ha llegado en el 2009, ambas indican que poseen estudios secundarios.

Pruebas de ji-cuadrado

	Valor	gl	Sig. asintótica (bilateral)
ji-cuadrado de Pearson	2,388(a)	4	,665
Razón de verosimilitudes	3,438	4	,487
Asociación lineal por lineal	,289	1	,591
N de casos válidos	167		

Podemos considerar que este resultado no es significativo.
(a) 4 casillas (40,0%) tienen una frecuencia esperada inferior a 5. La frecuencia mínima esperada es ,39.

Estadísticos de la razón para sexo / residencia

Media		,868
Intervalo de confianza para la media al 93%	Límite inferior	,807
	Límite superior	,928
Mediana		1,000
Intervalo de confianza para la mediana al 93%	Límite inferior	1,000
	Límite superior	1,000
	Cobertura real	94,8%
Desviación típica		,427
Rango		1,750

El intervalo de confianza para la mediana se crea sin ningún supuesto acerca de la distribución. El nivel de cobertura real puede ser mayor que el nivel especificado. .

Tabla 2

Permiso de residencia

PERMISO DE RESIDENCIA	FRECUENCIA		PORCENTAJES	
	HOMBRES	MUJERES	HOMBRES	MUJERES
Residencia temporal	8	15	4.79%	8.98%
Residencia Permanente	52	75	31.14%	44.91%
Nacionalidad Española	5	10	2.99	5.99%
Carece documentación legal		2		1.20%
TOTAL	65	102	100%	

Grafico 2

Permiso de residencia

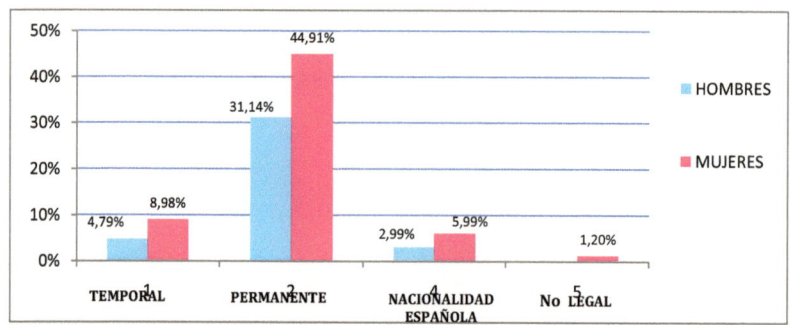

3. Especialidad del médico.

Como es frecuente las mujeres son las que más han asistido a los servicios de salud, en especial a la consulta de familia o de medicina general, lo cual representa el 77.25%, entre hombres y mujeres, las edades de los que más han asistido están entre los 25 y 35 años, pues van a consulta general porque como ya comentamos el estado de salud en general de la mayoría es bueno.

Aquí se presenta la novedad de que existen 3 encuestados, 2 hombres y 1 mujer que nunca han asistido o usado los servicios de salud. En el caso de los hombres uno tiene 59 años y otro 20, ambos tienen estudios secundarios, el uno ha llegado en 1999 y el otro en el 2004, ambos poseen tarjeta sanitaria, pero hasta la fecha comentan que no han necesitado de ninguno de los servicios antes mencionados.

En el caso de la mujer es aquella que no tiene documentación legal, de 29 años que ha llegado recientemente en el 2009, por lo que se justifica que no haya requerido de ninguno de los servicios, tal vez no porque no los necesite sino porque no posee la tarjeta sanitaria.

Pruebas de ji-cuadrado

	Valor	gl	Sig. asintótica (bilateral)
ji-cuadrado de Pearson	19,456(a)	5	,002
Razón de verosimilitudes	26,501	5	,000
Asociación lineal por lineal	10,590	1	,001
N de casos válidos	167		

(a)6 casillas (50,0%) tienen una frecuencia esperada inferior a 5. La frecuencia mínima esperada es 1,17.

Rechazamos la hipótesis nula Ho, y nos quedamos con la hipótesis H1: En que la especialidad más frecuentada ha sido por las mujeres, con la probabilidad de cometer un error al haber rechazado la hipótesis nula.

Estadísticos de la razón para sexo / especialidad

Media		1,404
Intervalo de confianza para la media al 93%	Límite inferior	1,328
	Límite superior	1,480
Mediana		1,000
Intervalo de confianza para la mediana al 93%	Límite inferior	1,000
	Límite superior	1,667
	Cobertura real	94,0%
Desviación típica		,535
Rango		1,667

El intervalo de confianza para la mediana se crea sin ningún supuesto acerca de la distribución. El nivel de cobertura real puede ser mayor que el nivel especificado. .

Tabla 3

Especialidad del medico

ESPECIALIDAD DEL MÉDICO	FRECUENCIA		PORCENTAJES	
	HOMBRES	MUJERES	HOMBRES	MUJERES
Medicina General	59	70	35.33%	41.92%
Ginecología – Obstetricia		18		10.78%
Otra Especialidad	3	13	1.80%	7.78%
Ninguna	2	1	1.20%	0.60%
TOTAL	65	102	100%	

Grafico 3

Especialidad del medico

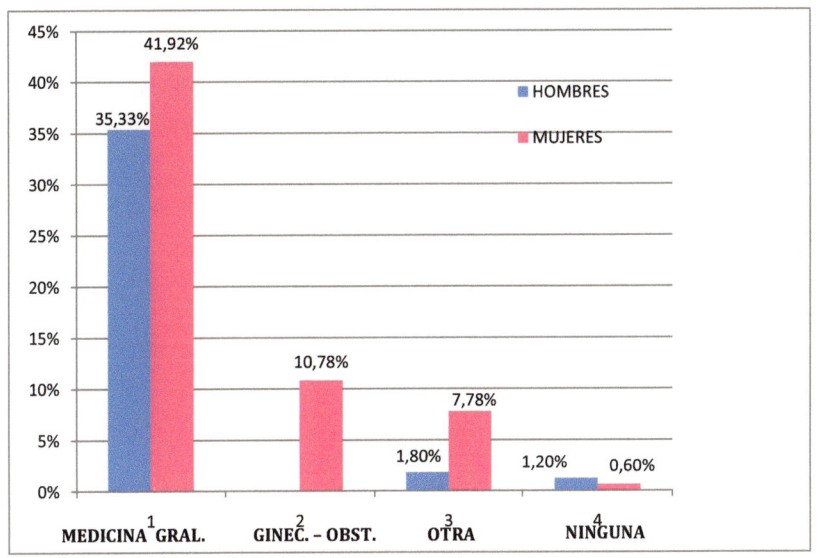

4. Motivo de la consulta al médico.

Con respecto a la pregunta anterior, después de concluir que el sexo femenino frecuenta mas los servicios de salud, por problema de salud 28,14% y revisiones (control-seguimiento) el 25,15%, frente a los hombres 26,35% que acuden por problemas de salud.

Pruebas de ji-cuadrado

	Valor	gl	Sig. asintótica (bilateral)
ji-cuadrado de Pearson	35,386(a)	11	,000
Razón de verosimilitudes	41,210	11	,000
Asociación lineal por lineal	15,404	1	,000
N de casos válidos	167		

En los resultados aparecen las frecuencias esperadas bajo el supuesto de homogeneidad con un valor de 0,000 hay suficiente evidencia en contra de que la hipótesis nula seria cierta. Por tanto la rechazaríamos, parece evidente en que el sexo femenino es más propenso en hacer mayor uso de los servicios sanitarios.

(a) 20 casillas (83,3%) tienen una frecuencia esperada inferior a 5. La frecuencia mínima esperada es ,39.

Estadísticos de la razón para sexo / Motivo

Media		1,112
Intervalo de confianza para la media al 93%	Límite inferior	1,027
	Límite superior	1,197
Mediana		1,000
Intervalo de confianza para la mediana al 93%	Límite inferior	1,000
	Límite superior	1,000
	Cobertura real	94,2%
Desviación típica		,591
Rango		1,833

El intervalo de confianza para la mediana se crea sin ningún supuesto acerca de la distribución. El nivel de cobertura real puede ser mayor que el nivel especificado. .

Tabla 4.

Motivo de la consulta al medico

MOTIVO DE LA CONSULTA	FRECUENCIA		PORCENTAJES	
	HOMBRES	MUJERES	HOMBRES	MUJERES
Por problemas de salud	44	47	26.35%	28.14%
Accidente de tráfico	1	1	0.60%	0.60%
Revisión (Control – Seguimiento)	11	42	6.59%	25.15%
Sólo dispensación de recetas		4		2.40%
Parte de baja	1	1	0.60%	0.60%
Otros motivos	2	6	1.20%	3.59%
Ninguno	6	1	3.59%	0.60%
TOTAL	65	102	100%	

Grafico 4.

Motivo de la consulta al médico.

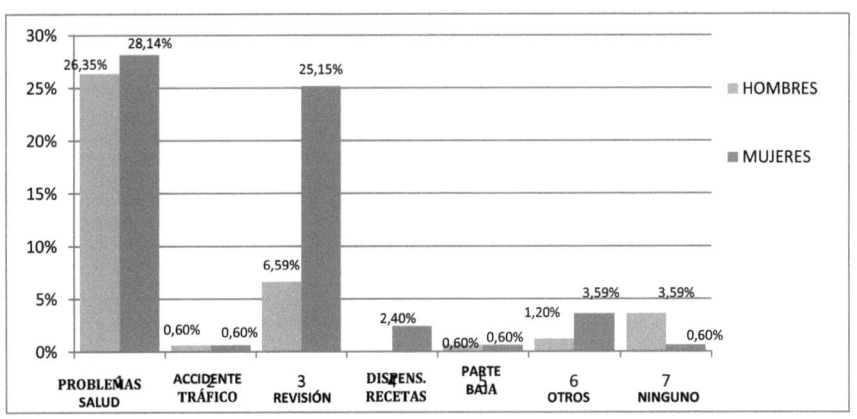

5. Con qué frecuencia utiliza los servicios sanitarios.

Al consultar a los ecuatorianos residentes en Murcia el tipo de servicio sanitario que han utilizado, nos han indicado lo siguiente: La mayoría de hombres y mujeres han utilizado a veces los servicios sanitarios entre ambos hacen la mayoría que equivale al 88.62%, seguida de la opción de uso mensual del servicio sanitario que equivale al 4.79%. Como en las preguntas anteriores 2 personas de la muestra no poseen ningún tipo de documentación legal para residir en España esto equivale al 1.20%, son de sexo femenino, una con 20 años que llego en el año 2003 y otra de 28 años que ha llegado en el 2009, ambas indican que poseen estudios secundarios, por lo que tampoco tienen acceso a los servicios sanitarios.

Aquí se presenta la novedad de que existen 3 encuestados, 2hombres y 1mujer que nunca han usado los servicios de salud. En el caso de los hombres uno tiene 59 años y otro 20, ambos tienen estudios la secundarios, el uno ha llegado en 1999 y el otro en el 2004, ambos poseen tarjeta sanitaria, pero hasta la fecha comentan que no han necesitado de ninguno de los servicios antes mencionados.

Pruebas de ji-cuadrado

	Valor	gl	Sig. asintótica (bilateral)
ji-cuadrado de Pearson	12,901(a)	3	,005
Razón de verosimilitudes	13,146	3	,004
Asociación lineal por lineal	12,297	1	,000
N de casos válidos	167		

(a) 2 casillas (25,0%) tienen una frecuencia esperada inferior a 5. La frecuencia mínima esperada es 1,56.

Rechazamos la hipótesis nula Ho, y nos quedamos con la hipótesis H1: En que las mujeres son las que frecuentan y usan más los servicios sanitarios, con la probabilidad de cometer un error al haber rechazado la hipótesis nula.

Estadísticos de la razón para sexo / frecuencia visitas medica

Media		1,130
Intervalo de confianza para la media al 93%	Límite inferior	1,038
	Límite superior	1,222
Mediana		1,000
Intervalo de confianza para la mediana al 93%	Límite inferior	1,000
	Límite superior	1,000
	Cobertura real	93,7%
Desviación típica		,652
Rango		1,750

El intervalo de confianza para la mediana se crea sin ningún supuesto acerca de la distribución. El nivel de cobertura real puede ser mayor que el nivel especificado. Otros intervalos de confianza se crean con el supuesto de una distribución

Tabla 5

Frecuencia y uso de los servicios sanitarios

FRECUENCIA DE USO DE LOS SERVICIOS SANITARIOS	FRECUENCIA		PORCENTAJES	
	HOMBRES	MUJERES	HOMBRES	MUJERES
Semanal	1	1	0.60%	0.60%
Mensual	2	6	1.20%	3.59%
Anual	1	3	0.60%	1.80%
A veces	57	91	34.13%	54.49%
Ninguna	2	1	1.20%	0.60%
Otros		2		1.20%
TOTAL	63	104	100%	

Grafico 5

Frecuencia y uso de los servicios sanitarios

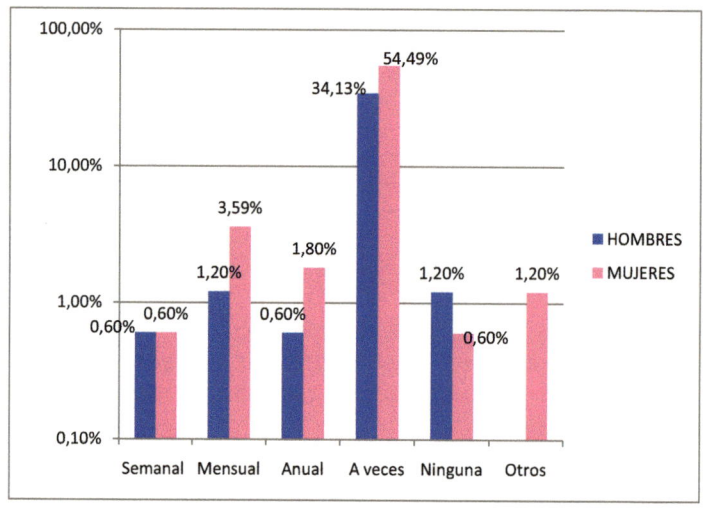

6. *Comentarios.*

Este estudio realizado en Murcia, sobre la utilización y frecuencia de los servicios sanitarios de la región, ofrece información relevante respecto a diferencias en la frecuentación y uso entre hombres y mujeres que será preciso abordar en mayor profundidad en futuros estudios.

Las encuestas demuestran, que un 38.92% de los ecuatorianos residentes en Murcia son hombres, frente al 61.02% son mujeres. Esto nos indica que la mayoría pertenece al sexo femenino, con una esperanza de vida al nacer en ambos sexos 69,6 a 71,3 años en hombres y de 75,1 a 77,2 en mujeres[47][48], en equivalencia con la población española su *esperanza de vida al nacer de los hombres es de 77,8 años y las mujeres es de 84,3 años, respectivamente, haciendo patente la diferencia por sexos siempre favorable a las mujeres en ambas poblaciones.*

La población autóctona valora su estado de salud como buena o muy buena es del 75,2% y el 65,0%, con porcentajes claramente inferiores, el 52.10% de la población ecuatoriana residente en España percibe su estado de salud en los últimos 15 días como buena y el 37.72 % opina que es regular. Haciendo constar que el 46,71% opina que su salud en su estado de salud en Ecuador era igual que en España, al contrario del 40.12% que opina, que su salud era mejor en su país de origen.

La frecuencia y utilización de los servicios sanitarios por parte de la población ecuatoriana residentes en Murcia, podemos concluir en que la mayoría de los encuestados que representan 148 personas equivalen al 88.62% hacen uso de los servicios sanitarios a veces, no muy lejano a esos porcentajes en la población autóctona acude aproximadamente el 86,0%, en general sin mediar que tipo de servicio sanitario a acudido.

---

[47] Ecuador, Estimaciones y Proyecciones de Población 1950-2025. INEC-CEPAL
[48] Ministerio de Salud Pública (MSP). Informe de la Dirección Nacional de Salud de Pueblos Indígenas; Ecuador.

El servicio sanitario mas acudido por la población ecuatoriana fue, la medicina general con un 91,62%, seguido de las urgencias 64,67% y las especialidades con el 59,28%, analizando el servicio sanitario más frecuentado por la población autóctona, se encuentra una variación del 32,8% que acuden a las urgencias, la consulta al médico general y la hospitalización constituyen los servicios sanitarios en que se ha encontrado una menor diferencia.

La pauta de visitas al médico de familia en la población ecuatoriana es muy similar a la observada en la población española de la misma edad y sexo. Tanto en la muestra de población ecuatoriana, como en la población española, la probabilidad de acudir al médico tres o más veces al año aumenta con la edad, en las mujeres y en los que auto perciben su salud como regular, mala o muy mala[49].

Por lo que se refiere a la hospitalización, en general, salvo en la ciudad de Madrid[50], la frecuencia de hospitalización en la población inmigrante es más baja que en la población española.

Si se tiene en cuenta el lugar de procedencia de la población foránea, los individuos de América Central y del Sur[51] son los inmigrantes con menor porcentaje de ingresos hospitalarios. La frecuentación en hospitales del SMS es de 75,8 por cada 1.000 personas/año, las personas nacidas en España tuvieron una frecuentación (77,6) superior a los foráneos (61,8). Este patrón se mantiene en el sexo masculino pero no así en el femenino debido a los procesos ligados a la maternidad[52]que suponen un 73,3% de las altas, frente a un 32,4% en las españolas.

---

[49] Junyent, M. Miró, O. Sánchez, M. (2006). *"Comparación de la utilización de los servicios de urgencias hospitalarias entre la población inmigrante y la población autóctona"*. Emergencias 18: 232-235.

[50] Departamento de Medicina Preventiva, Salud Pública e Historia de la Ciencia, Universidad Complutense de Madrid , *24 de junio de 2008*

[51] Departamento de Medicina Preventiva, Salud Pública e Historia de la Ciencia, Universidad Complutense de Madrid *24 de junio de 2008*

[52] Inmigración, frecuentación y costes sanitarios a través del CMBD-AH. Región de Murcia, 2004-2005, 26 de febrero de 2007

La población inmigrante ecuatoriana utilizan mas las urgencias, que la población española[53], como este colectivo es el más numeroso del resto de poblaciones inmigrantes, su frecuencia es la que más pesa en la estimación del uso de los servicios de urgencia.

La sugerencia de una explicación para el patrón observado en el uso de un determinado tipo de servicio sanitario puede ponerse en tela de juicio cuando, según la explicación propuesta, el patrón en la utilización de otro servicio sanitario debería ser similar, pero los hechos señalan que es diferente.

Las hipótesis planteadas en nuestro estudio, como posibles explicaciones a la menor utilización de los servicios sanitarios por parte de la población inmigrante, hacen referencia al entramado administrativo para acceder a esos servicios, cuya complejidad puede limitar al inmigrante en su uso; a razones culturales, lingüísticas o religiosas que dificultan el acceso efectivo a las prestaciones sanitarias del Sistema Nacional de Salud; y a extensas jornadas laborales como consecuencia de contratos laborales precarios que pueden ser un barrera para acceder a los servicios.

Las limitaciones de este estudio han hecho que muchas de las posibles explicaciones no pudieran ser contrastadas. Así, por ejemplo, los resultados obtenidos se han ajustado por la percepción subjetiva de la salud y por indicadores de posición socioeconómica. Si la validez de la percepción subjetiva del estado de salud fuera distinta en la población inmigrante que en la población española, el ajuste por percepción subjetiva de la salud en la estimación de los resultados no aseguraría el control efectivo de la necesidad de atención sanitaria.

Finalmente, debido al escaso tamaño muestral se ha estudiado a hombres y mujeres de manera conjunta, pero puede ser que el patrón en la utilización de los servicios sanitarios por la población inmigrante varíe según el sexo.

---

[53] Estudio sobre la inmigración y el sistema sanitario público español, FUNDACIÓN PFIZER. Junio 2008.

6. CONCLUSIONES.

1º) Los resultados y las conclusiones que se presentan son una aproximación al fenómeno estudiado debido a la limitación que la toma de datos ha impuesto. Por esta razón se considera importante la realización de ulteriores estudios que tomen como orientación los resultados y las conclusiones aquí presentadas.

2º) La población inmigrante ecuatoriana es relativamente joven, tiene permiso de residencia, tarjeta sanitaria individual, tienen un nivel educativo medio, consta con medio facilitador que es el idioma, el mismo que la población autóctona.

3º) La población inmigrante ecuatoriana percibe su estado de salud actual igual y mejor que en su país de origen, aunque su frecuencia y uso de los servicios sanitarios en algunos servicios es mayor que la autóctona, como es la medicina general y las urgencias, las mismas que son por problemas de salud y revisiones. Siendo las especialidades de médico de familia (medicina general) y ginecología la de mayor demanda y según los resultados obtenidos por el ji-cuadrado las especialidades, el motivo de consulta, afirmamos que han sido las mujeres las que han hecho mayor uso.

4º) La población inmigrante ecuatoriana no cuentan con seguro sanitario privado, y hacen mayor uso del servicio sanitario público el mismo que es catalogado como bueno.

5º) La población inmigrante ecuatoriana es un grupo muy heterogéneo, con diferentes comportamientos que debería tratarse diferenciadamente según su origen imaginando diseños de estudios e hipótesis que permitan entender el proceso de morbilidad, percepción de la salud y utilización de los servicios en esta población.

7. BIBLIOGRAFÍA

- *Instituto Nacional de Estadística. Detalles del censo 2006.*

- *http://sauce.pntic.mec.es/jotero/Inmigra/consecu.htm*

- *http://www.noticiasdenavarra.com/2009/12/20/sociedad/navarra/
  se-endurecen-las-penas-contra-los-empresarios-que-contratan-a-
  sin-papeles.*

- *Instituto Nacional de Estadística. Explotación estadística del padrón
  municipal a 1 de enero de 2005 (pdf). Instituto Nacional de
  Estadística. La población extranjera en España (pdf).*

- *Emigrantes-inmigrantes: movimientos migratorios en España
  Inmigración y mercado de trabajo: algunos datos de interés
  (pdf). Informe de La Caja de Ahorros y Pensiones de   Barcelona
  La inmigración espolea el crecimiento de la   economía española
  (pdf). Especial Inmigrantes - elmundo.es*

- *Por nacionalidad destacaron los ecuatorianos, que fueron mayoría
  en Asturias, Baleares, Cantabria, Cataluña, Madrid, Murcia, Navarra
  y País Vasco. .... Instituto Nacional de Estadística (INE) en enero de
  2006 estaban empadronados 3.884.000... En poco menos de un
  decenio el número de extranjeros empadronados se ha...
  sauce.pntic.mec.es/jotero/Inmigra/Cuantos.htm.*

- *Artículo 12 de la Ley Orgánica 4/2000 - Noticias Jurídicas*

- *http://especiales.universia.net.co/dmdocuments/Tesis_Aurelio.pdf
  El acceso a servicios de salud se define como el proceso mediante el
  cual las personas buscan y   a partir del esquema de acceso
  propuesto por Aday y Anderson, se   superan el ámbito de las
  intervenciones   propiamente
  sanitarias.especiales.universia.net.co/dmdocuments/Tesis_Aurelio.p
  df*

- *http://especiales.universia.net.co/dmdocuments/Tesis_Aurelio.pdf, Determinantes del acceso a servicios de salud en Antioquia Aurelio Mejía Mejía, Andrés Felipe Sánchez Gandur, Juan   Camilo Tamayo Ramírez*

- *http://economia.udea.edu.co/ges/observatorio/observatorios/Obse rvatorio3.pdf, Medellín, Diciembre de 2001 AÑO 1 N² 3, ISSN 1657 – 5415.*

- *http://www.medicosdelmundo.org/index.php/mod.documentos/me m.descargar/fichero.DOC-278%232E%23pdf, Médicos del Mundo, REVISTA TRIMESTRAL N² 23 SEPTIEMBRE 2009, www.medicosdelmundo.org, SUMARIO N²23*

- *http://aplicacionesfmv.fmdv.org/publicaciones/Contenido/Extranet/ 2008-04/718/Adaptacionlosservicios,salud,SESPAS%202008.pdf*

- *http://www.usa.gov/gobiernousa/Agencias/Recursos_Salud.shtmlA dministración de Recursos y Servicios de Salud*

  (Health Resources and Services Administration – HRSA)

- *http://www.um.es/socrates/sistema_salud_espana.htm/   Sistemas de Salud en*

- *España http://www.weblaboral.net/ss/ss001231.htm, Asistencia farmacéutica.*
- *Plan para la Integración Social de los Inmigrantes. Ministerio de Asuntos Sociales 1995.*

- *http://www.uam.es/departamentos/medicina/preventiva/especific a/congresoXV-18.html(esto del capítulo 7- pie de página y bibliografía)*

- *www.redsolidaria.info/.../primera-encuesta-nacional-de- inmigrantes-publicada-por-el-Ine*

- *Encuesta Nacional de Inmigrantes. Resultados por comunidad autónoma. ... Madrid (Comunidad de), Murcia (Región de),*

Navarra(Comunidad Foral de) ... INE 2010 Paseo de la Castellana, 183 - 28071 - Madrid - España .

- www.20minutos.es/noticia/.

- http://www.actasanitaria.com/fileset/doc_51263_FICHERO_NOTICIA_34095.pdf

- Documento: estudio de Murcia sobre uso de los servicios sanitarios por población inmigrante.

- Keywords: Estado de salud. Inmigrante sano. Servicios de salud rua.ua.es/depace/handle/10045/2743 - En caché

- http://www.um.es/campusdigital/Libros/textoCompleto/la%20condicion%20inmigrante/LA%20CONDICION%20INMIGRANTE%20cap18.pdf

- http://www.uam.es/departamentos/medicina/preventiva/especifica/congresoXV-18.html

- http://club.telepolis.com/torrefdz/enfermero_y_licenciado2.htm

- http://www.20minutos.es/noticia/.

- http://www.europapress.es/salud/asistencia-00670/noticia-modelo-sanitario-espanol-tendra-plantearse-futuro-gestion-publico-privada-experto-20110217113731.html.

8. ANEXOS:

CALIDAD DE VIDAD Y FRECUENCIA Y USO DE LOS SERVICIOS SANITARIOS EN POBLACION ECUATORIANA EN LA REGION DE MURCIA.
CURSO 2010 - 2011

Encuesta Nº..............
Lugar.......................

1.-Fecha de obtención de datos..................

Edad...............Peso...............Talla..........

Sexo:

Masculino......1

Femenino......2

ESTADO CIVIL:

Soltero.............1
Casado............2
Viudo...............3
Separado..........4
Divorciado.........5

2.- ¿Cuando llego a España para residir aquí?

Año...................

¿Y a Murcia? Año.........

¿Convive en España con alguna pareja de forma estable?

Si, con mi esposo/a.................... 1
Si, con mi pareja (no esposo/a)...... 2
No,... 3

3.-Que tipo de estudio tiene:

Primarios………… 1
Secundarios……… 2
Universitarios………3
Otros………………4
Ninguno…………. 5

Indique que profesión ejercía en Ecuador……………………………

4. Ha adquirido alguna profesión en España?

Si………1   No……..2.

Indique cual……………………………………

5.- ¿Indique que tipo de permiso de residencia tiene?

Residencia temporal……………………………………1

Residencia permanente…………………………….2

Documentación solicitada y en trámite………..3

Tiene nacionalidad Española…………………………4

Carece de documentación legal…………………….5

Otros……………………………………………………6

6.- ¿En cuál de estas situaciones laborales se encuentra?

PERSONAL:

Trabajando… …1   desde cuando……..

Tipo de contrato:

Fijo…………………..1
Discontinuo………2
Temporal…………3

Otros………………4

En paro…………2 .desde cuando…………

Jubilado…………3   desde cuando………

Pre-jubilado o invalidez…………………4

Recibe alguna pensión…………………………5

Cuantas horas de trabajo realiza diariamente……………

Labores que realiza…………………………………………

Familiar.

Cuantos miembros de la familia trabajan……………

Cuantos miembros de la familia están en paro……………

Si está en paro indique que tipo de ayuda recibe:

Por desempleo…………………………1

Subsidio por agotamiento………2

Otros……………………………………3

7.- ¿Tienes hijos?

Si…………1   No…………2

Cuantos en España…………

Cuantos en Ecuador………

8.- ¿Recuerda desde que año tiene tarjeta sanitaria en España?

Año……………

9.- ¿Es titular de algún otro seguro sanitario?

Si............ 1 No............2

ESTADO DE SALUD.

10.- ¿Hay alguien enfermo en estos momentos entre los miembros de la Familia?

SI........1   No.......2

11.- ¿Qué enfermedad padece ?.......................

12.- ¿Algún miembro de la familia ha estado Ingresado en un   hospital el último mes?

Si......1   No......2

En caso afirmativo, ¿a qué se ha debido?............................

13.- ¿Padece Ud. alguna enfermedad crónica o de larga duración (años)?

Si........1   No.......2

En caso afirmativo ¿cuál es?...............

14.- ¿Sabe qué centro de salud/consultorio le   Corresponde?

Si.......1   No......2

A cuantos Km lo tiene...................

15.- ¿Cuánto tiempo hace que consulto a un medico   en España, por algún Problema, molestia o Enfermedad común?

Hace 4 semanas o menos.......................................1
Hace cuatro semanas y menos de un año...................2
Hace un año o más...3
Nunca ha consultado a un medico en España..............4

16.- ¿Recuerda la especialidad del médico al que Consulto la ultima vez?

Médico de familia (medicina general)..............................1
Ginecología – Obstetricia...2
Otra especialidad..3

17.- ¿Cuál fue el motivo principal de esa consulta?

Por problemas de salud...1
Un accidente de tráfico, laboral o una agresión............2
Revisión (control y seguimiento de una enfermedad)......3
Solo dispensación de recetas...................................4
Parte de baja... 5
Otros motivos...6

18.- ¿Ha tenido que ingresar en un hospital en España como paciente en Los últimos 15 días?

Si............1   No...........2

Si su respuesta es afirmativa indique el motivo?

Para que lo operaran (intervención quirúrgica).....................1
Parto o cesárea..2
Tratamiento médico sin intervención quirúrgica....................3
Estudio médico para diagnostico...4
Otro motivo..5

19.- ¿Para Ud. cuáles cree que han sido los Problemas principales de Salud?.......................

20.- ¿Para Ud. cuáles cree que han sido los problemas Principales de salud para la población?..........................

21.- ¿Durante las dos últimas semanas ha consumido algún Medicamento?

Si..........1   No........ 2

Si su respuesta es afirmativa indique Cual:

MEDICAMENTO	CON RECETA	SIN RECETA
1. Medicina para el catarro.	Si...1 No....2	Si 1 No...2
2. Medicina para el dolor.	Si...1 No....2	Si 1 No...2
3. Medicamentos para fiebre.	Si...1 No....2	Si 1 No...2
4. Antibióticos.	Si...1 No....2	Si 1 No...2
5. Tranquilizantes, relajantes, antidepresivos, pastillas Para dormir.	Si...1 No....2	Si 1 No...2
6. Medicamentos para la Alergia.	Si...1 No....2	Si 1 No...2
7.Medicamentos para la Diarrea.	Si...1 No....2	Si 1 No...2
8. Laxantes.	Si...1 No....2	Si 1 No...2
9.medicamento para la Tensión arterial.	Si...1 No....2	Si 1 No...2
10.Medicina para el estómago y las Alteraciones digestivas.	Si...1 No....2	Si 1 No...2
11. medicamentos para bajar El colesterol.	Si...1 No....2	Si 1 No...2
12. Medicamentos para la Diabetes.	Si...1 No....2	Si 1 No...2
13. Otros medicamentos.	Si...1 No....2	Si 1 No...2

22.- ¿Cómo diría que es su estado de salud en España en los últimos15 días?

Muy bueno................. 1

Bueno....................... 2

Regular......................3

Malo...........................4

Muy malo....................5

23.- ¿Y, comparando con el estado de salud que tenía en Ecuador, su Estado de salud en los últimos 12 meses en España es?

Mejor………1

Igual………2

Peor………3

24.- ¿Ha padecido alguna de las siguientes enfermedades o problemas de salud?

ENFERMEDAD	Alguna de ellas si..1 n. 2	En los ultimo 15 d. si..1 no.2	le ha dicho un medico si..1 no.2	p. esta enf. Antes de venir E. si...1 no..2
1.-dolor de espalda crónico (cervical)				
2.-Dolor de espalda Crónico (lumbar)				
3.-Bronquitis crónica				
4.-Asma				
5.-Dolor de cabeza				
6.-Depresión				
7.-Ansiedad				
8.-Ulcera de estomago				
9.-Alergias				
10.-Problemas de piel				
11.-Anemia				
12.-Diabetes				
13.-Estreñimiento crónico				
14.-Problemas de tiroides				
15.-Colesterol				
16.-HTA				

17.-Varices en piernas				
18.-hemorroides				
19.-Tumores maligno				
20.-Embolias				
21.-Cataratas				
22.-Incontinencia urinaria				
23.-Osteoporosis				
24.-Problemas de próstata.				
25.-Problemas con la menopausia				
26.-obesidad				
27.-EPOC				
28.-Cáncer				
29- otros (gripes, dolor de pecho, Accidentes de tráfico, etc.)				

LIMITACION DE LA ACTIVIDAD

25.-En los últimos15 días, ¿ha tenido algún problema que Limitara su movilidad?

Si.........1   No........2

Cual...

26.- ¿Qué tipo de servicio sanitario ha utilizado?

Asistencia de urgencias................   1
Medicina general...................   2
Asistencia especializada...............   3
Ingresos hospitalarios..................   4
Asistencia a domicilio..................   5
Vacunación de niños.................   6

Vacunación de adultos................   7
Asistencia durante el embarazo y parto....... 8
Otros (curanderos, chamanes, brujos).........9

27.- ¿Con que frecuencia?

Semanal.................1
Mensual................2
Anual...................3
A veces.................4
Ninguna.................5
Otros....................6

28.- ¿Cómo calificaría usted la atención medica Recibida?

Excelente........ 1
Muy buena......2
Buena........... 3
Regular..........4
Mala............. 5
Muy mala........6

EN MUJERES:

29.- ¿ha acudido alguna vez a una consulta de ginecología?

Si.............1   No..............2

Porque.............

A qué edad tuvo su primer hijo..............................
Cuantos de sus hijos han nacido en España.................
Número de hijos.................
Ninguno...........................0

30.- ¿Cómo fue su embarazo en España?

Normal..................1   Complicado.............2

31.- ¿Y su parto como fue?

Vaginal..............1   Cesárea...........2

**32.- ¿Podría decirme si conoce y si usa en la Actualidad alguno de los
    Siguientes métodos   para evitar el embarazo?**

Preservativo o condón...........1
Píldora............................... 2
DIU..................................... 3
Inyección............................4
Píldora del día......................5
Vasectomía.........................6
Ligadura de trompas...............7
Abstinencia..........................8
Otro método........................9
NS...................................... 0

**33.- ¿Ha acudido algún servicio sanitario para Consultas de planificación
    Familiar?**

Si...............1
No............. 2
Nunca.........3

Si su respuesta es afirmativa Indique si fue:

Privado......1   publico.........2

**34.- ¿Al venir a España o al salir de la misma de Viaje ha recibido alguna
    Vacuna de medida   Preventiva?**

Si........................1
NO....................... 2
No recuerda............3
Si, lo hiso indique cual...................................

SALUD DENTAL.

35.- ¿Ha consultado alguna vez en España a algún   Dentista?

Si..............1
No..............2
Nunca.........3

Si su respuesta es afirmativa indique el motivo:

Empaste..............   1
Extracciones...........   2
Limpieza...............   3
Prótesis...............   4
Implantes...............   5

SALUD MENTAL Y ESTRÉS LABORAL.

36.- ¿Ha podido concentrarse bien en su labor diaria?

Si............1   No......... 2

37.- ¿Sus preocupaciones le han hecho perder   mucho sueño?

Si...........1   No.........2

38.- ¿Se ha notado constantemente agobiado y en tensión?

Si..........1   No.........2

39.- ¿Ha sido capaz de hacer frente adecuadamente a sus Problemas?

Si............1   No......... 2

40.- ¿Se ha sentido poco feliz o deprimido?

Si.......... 1   No.........2

41.- ¿Ha perdido la confianza en sí mismo?

Si...........1   No..........2

42.-A tenido que dejar en su país de origen algún miembro relacionado Directamente con usted.

Su mujer..................1
Su marido................2
Hijos.......................3
Padres....................4
Otros..................... 5

43.- ¿A contraído un nuevo compromiso en España?

Si.....1   No....2

APOYO AFECTIVO Y FAMILIAR

44.- ¿Podría indicar el nivel de apoyo afectivo- Familiar que Ud. recibe en las siguientes Situaciones?

Recibió ayuda relacionadas con su casa...... ......Si...1   No...2
Recibió amor y afecto.......................   Si.1   No 2

Tiene la posibilidad de hablar con alguien de sus problemas personales familiares y económicos...   Si 1 No 2

45.-Como crees que es tu integración social con la población Murciana?

Buena.................. 1
Regular.............. 2
Mala.................. 3
NS........ 0

DISCRIMINACION Y AGRESION

46.- ¿Ha experimentado discriminación a causa de su sexo, etnia, nivel de estudio, clase social o debido a su origen?

Si.........................1
No.........................2
Nunca.....................3
NS.........................0

Si su respuesta es afirmativa Indique Cual:

Sexo...................... 1
Etnia...................... 2
Nivel de estudio......... 3
Por su origen............. 4
Clase social..............5

47.-¿En el último año se ha sentido indiscriminado/a en alguna de las Siguientes situaciones?

Buscando trabajo......................................1
En el trabajo...2
En un sitio publico...................................3
En una administración pública (empadronamiento, oficina de extranjería, otros).................................4
En su relaciones sociales (amigos, vecinos, otros).............5
Al recibir asistencia sanitaria.......................6

HABITOS SEXUALES

48.- ¿En los últimos 15 días ha tenido relaciones Sexuales?

Si.........1   No.........2
.
Estables......................1
Ocasionales.................. 2

49.- ¿Uso algún tipo de protección?

Si......1   No......2

Si su respuesta es afirmativa Indique cual (revisar respuesta de la pregunta 32)

TRABAJO PRODUCTIVO

50.- ¿Quién se ocupa principalmente de los trabajos de la casa como; limpiar, cocinar, planchar.etc?

Usted solo/a..1

Usted y su pareja..2

Usted con otra persona que no es su pareja.............3

Ninguna...4

Otras... 5

51.- ¿Quiénes se ocupan habitualmente y de forma principal del cuidado de los niños menores de 12 años?

Usted solo/a..1

Usted y su pareja..2

Usted con otra persona que no es su pareja..........3

Ninguna.. 4

Otras... 5

DONDE VIVE ACTUALMENTE.

52.-Vivienda:

Propia.........1 Hipoteca.........1 por cuantos años............
Cuanto pagas.........
Alquiler........ 2 cuanto pagas..........

Nº de personas que habitan……………

Número de personas con las que comparte gastos……………

Centro Ciudad………………1
Residencial……………… 2
Urbano……………………… 3
Rural…………………………4

Cuanto tiempo lleva viviendo en su domicilio actual………..

53.- ¿Aproximadamente cuales son los ingresos mensuales en su hogar?

Menos de 360…………………1
De 361 a 600………………… 2
De 601 a 900…………………3
De 901 a 1200………………4
De 1201 a 1800………………5
De 1801 a 3600………………6
Otros………………………… 7

HABITOS

54.- ¿Tiene algún tipo de hábitos, indique cual?

Alcohol…………1   cantidad………..
Tabaco…………2   cantidad………..
Otros……………3
Ninguno………4

Si su respuesta es afirmativa indique cual:

Ocasional…………….1
Estable…………………2
Permanente…………3

ALIMENTACION

55.- ¿Cuántas veces come al día?

3........4.......5........6........

56.- ¿Qué tipo de alimentación consume?

Comida rápida................1
Ensaladas...................... 2
Verduras..................... 3
Cereales.................. 4
Frutas.................... 5
Carnes-.................. 6
Variadas........................7
Menú completo............8
Otros........................... 9

ACTIVIDAD FISICA.

57.- ¿Realiza ejercicio físico al menos una vez por Semana?

Si........1   No.......2

Si su respuesta es afirmativa indica cual:

Gimnasio................1
Fútbol.....................2
Boly.................... 3
Correr....................4
Caminar.................5
Otros....................6

Participas en eventos propios de Ecuador?

Deportivos	Si....1	No..........2
Sociales	Si....1	No........ 2
Culturales	Si....1	No..........2
Religiosos	Si....1	No........2
Otros	Si... 1	No........2

Participas en eventos propios de España?

Deportivos	Si....1	No..........2
Sociales	Si....1	No........ 2
Culturales	Si....1	No..........2
Religiosos	Si....1	No........2
Otros	Si... 1	No........2

TRANSPORTE.

58.- ¿Utiliza algún medio de transporte?

Si......1   No......2

Si su respuesta es afirmativa indique cual:

Bicicleta.......................1
Moto...... 2
Autobús...................... 3
Taxi........................... 4
Renfe........................ 5
Vehículo p................... 6
Ninguno...................... 7
Otros......................... 8

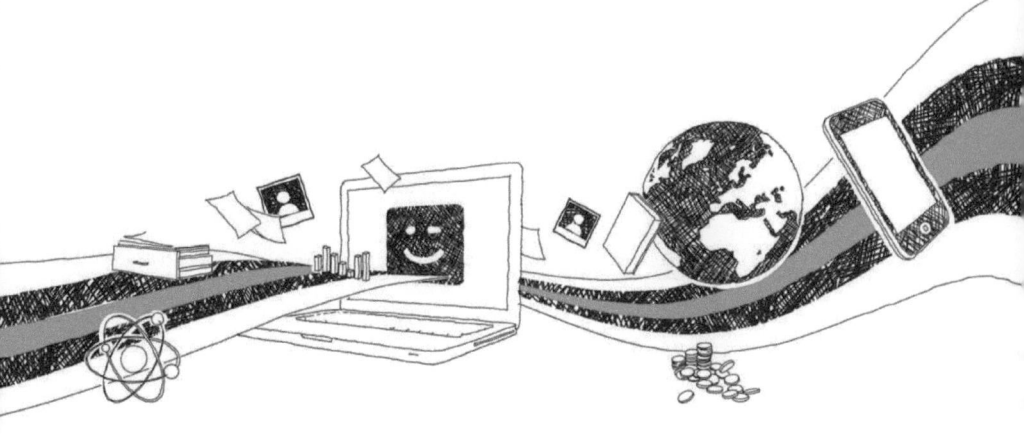
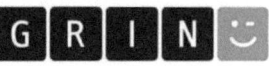